Visual & Practice

ビジュアルプラクティス

ライン管理

中心静脈・動脈穿刺

Gakken

監修・編著者一覧

監修
石松伸一
聖路加国際病院救命救急センター長

編集・執筆
宮道亮輔
聖路加国際病院救命救急センター

編集協力
前田千尋
聖路加国際病院救命救急センター
アシスタントナースマネジャー

監修のことば

　看護師のみなさんの専門性を示す認定資格である専門看護師の数が1,200人を超え，さらに認定看護師の数については10,000人を超えたと聞いています．それと並行するように医療を取り巻く新しい環境が広がるにつれ，看護に求められることが，ずいぶんと増えてきたのはあきらかです．その背景には，多くの判断がEBM（エビデンス・ベースド・メディシン）による裏付けを求められ，医療の標準化や質の向上が責務となった現場の存在があります．また，医療安全に対する取り組みも臨床現場を大きく変え，安全で質の高い医療が求められるなか，そこに多くの力を注ぐことが不可欠となっています．

　このように，エビデンス，安全，質の向上が当たり前のように責務となっている臨床で，看護師の方々はその領域を越えて現場を見つめる視点が必要とされているはずです．そのため，それぞれの資格に応じた役割だけに線引をして，それ以外のことはわからない・かかわらないという状況では，立ちゆかなくなりつつもあります．これは，看護師が，領域に踏み込んで何かをなさねばらない，ということではなく，チーム医療というあり方の中で，"できるだけ多くの領域を任せられる看護師の存在があるからこそ安心が保てている"という現実があるということです．その結果，個々の医療職が持つべきスキルや専門性が，非常に高いものを求められるのは，現場のニーズといえるでしょう．

　その一例として，医師の業務である特定行為（看護師が「診療の補助」の範囲で行える高度な医行為）を看護師でも行えるようにする，その仕組みつくりが議論を重ねながら進められています．この場で繰り返しお伝えしていますが，医師がいない場にあって，その行為を誰かが代わることが患者さんにとってメリットがあれば，看護師であっても行うべきです．主役は，患者さんであり，「患者さんのためによいことを行う」のが医療です．そして，その役目を，みなさんが担う可能性があるという現実がそこにあるということです．

　さて，前文は，本シリーズの前作「人工呼吸管理」，前々作「気管挿管」でも触れた内容

です．第三弾となる本書は，「ライン管理」をテーマとしました．この項目も，看護師の「特定行為」に取り上げられており，中心静脈ラインについてはその管理全般を，動脈ラインについてはその穿刺や採血までが含まれています．

　実際の臨床現場で看護技術として提供する場面は，そう多くはないかもしれません．人工呼吸管理ほどに「患者さんのもっとも近くにいる看護師が評価していくメリット」は大きくはないでしょうし，気管挿管と違って，その手技が命を救うことに直結する，ということでもありません．

　しかし，この技術が大変に侵襲的でありながら，ライン管理という看護師にとって日常的な業務の側に存在することもまた事実です．中心静脈栄養のためのライン挿入の介助から始まり，その後の患者さんをラインとともに看てゆくのは看護師しかいません．動脈ラインの穿刺は医師に任せても，止血から固定，そして患者状態を観察していくのは，やはり看護師が中心です．その全体像から，個々の手技や評価法を学んでおくことは，どの状況の業務を任されても，必ず役立つスキルにつながります．

　本書はシリーズの2冊と同様に，「見てわかる」ように平易に解説しています．本書を眺め，明日の実践に備えた学びの一助としていただければ幸いです．また，本書の企画において尽力してくれた学研メディカル秀潤社編集部の向井氏，本間氏，黒田氏，そして撮影にあたって場の提供をいただいたパラマウントベッドメディカルデザインスタジオの関係者の皆様，そして器材提供をしてくださった各社にお礼申し上げます．

2014年6月　石松伸一

「見てわかる」からはじめる臨床技術

　ビジュアルプラクティスシリーズの第三弾として，本書「ライン管理 ― 中心静脈・動脈穿刺」をお届けします．

　第一弾の気管挿管，第二弾の人工呼吸管理に引き続き，シリーズの主旨である「見てわかる」を踏襲し，文章のみで説明するのではなく，写真を重視した構成としました．

　中心静脈ラインや動脈ラインの確保や管理は，集中治療領域では日常的に行われる手技・処置です．最近では超音波の機械を使用したエコーガイド下での穿刺を行うことが多いですが，直接見えない血管を穿刺することに変わりはありません．血管の走行をイメージして，「針をどの向きに，どのくらいの深さで刺したら血管に当たるのか」「どのくらいの深さで刺すと合併症が起こるのか」をイメージすることが大切です．

　これまで医療の世界では，「see one, do one, teach one」（見て，やって，教えて）という方式の教育が主流でした．しかし，合併症を伴う手技・処置を，見ただけで行うのは危険です．「see」と「do」の間に，場面や手技をイメージしたり，またシミュレータなどを用いたシミュレーションを挟むとよいでしょう．

　本書がその一助になれば幸いです．

2014年6月　宮道亮輔

CONTENTS

ビジュアルプラクティス
ライン管理
中心静脈・動脈穿刺

PART 1 中心静脈カテーテルとはなにか

中心静脈カテーテルの基礎知識 ………… 10
中心静脈（central vein：CV）とは

中心静脈カテーテルの種類 ………… 12
中心静脈カテーテルの種類と特徴

中心静脈カテーテル挿入に必要な解剖の知識 ……… 14
1―解剖の理解
2―代表的な中心静脈カテーテル挿入部位と特徴

PART 2 中心静脈カテーテル挿入の準備と実施手順

中心静脈カテーテル挿入時の物品準備 ………… 18
挿入前の体位確保とモニタリング ………… 20
清潔操作と穿刺部位の消毒 ………… 22
穿刺部位の選択と局所麻酔〜試験穿刺 ………… 24
本穿刺とガイドワイヤー挿入 ………… 26
ダイレーター，中心静脈カテーテルの挿入 ………… 28
中心静脈カテーテルの固定（刺入部の縫合） ………… 30
固定後のカテーテルの位置確認 ………… 32

コラム エコーによる中心静脈の描出 ………… 33

PART 3 動脈ラインとはなにか

動脈ラインの基礎知識 ……………………………… 36
　動脈（artery：A）ラインとは

動脈ライン挿入に必要な解剖の知識 ……………… 38
　1 ― 解剖の理解
　2 ― 代表的な動脈ライン挿入部位と特徴

PART 4 動脈ライン挿入の準備と実施手順

動脈圧モニタリングのための回路のつくり方 …… 42
動脈ライン挿入前の体位確保と穿刺部位の消毒 … 44
カテーテルの挿入 ………………………………… 46
カテーテルの固定とゼロバランス調整 …………… 48

PART 5 動脈ラインからの採血実施手順

動脈ラインからの採血 …………………………… 52

＊本書は，臨床現場で穿刺などを行っている状況をイメージいただけるよう，ビジュアルなシーンを用いて解説しております．解説写真は実際に手技をつかんでいただきやすいように，一部加工を施し示しております．そのため，実際に手技を行う際は，本書の各手法やシーンを参考にしていただきながら，自施設のマニュアルなどに則り実施していただくようお願いいたします．また，本書に記載しております薬剤・機器等の使用にあたっては，常に最新の各々の添付文書や取り扱い説明書を参照のうえ，適応や使用方法をご確認ください．

編集担当：向井直人，黒田周作，本間明子
カバー・表紙・本文デザイン：川上範子
本文イラスト：メタ・コーポレーション・ジャパン，日本グラフィックス

PART

1

中心静脈カテーテルとはなにか

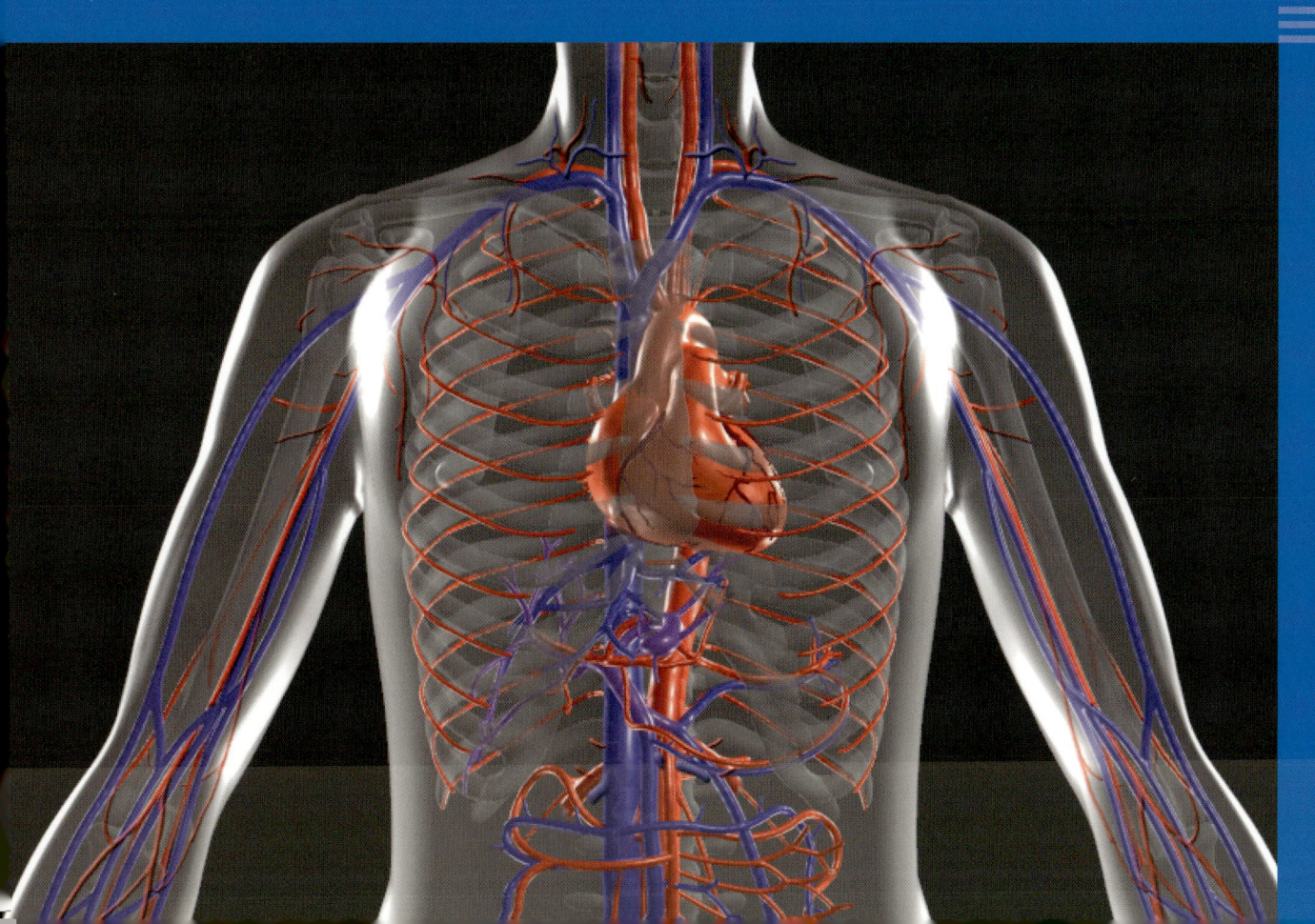

PART 1 中心静脈カテーテルとはなにか

中心静脈カテーテルの基礎知識

ヒトは栄養を摂ってエネルギーに変えて生命活動を営んでいます．さまざまな理由で消化管が使えない場合，静脈栄養を行う必要があります．また，多種類の薬剤を使用する必要のある重症患者では，多数の静脈ルートが必要です．それらを達成する目的で，中心静脈カテーテルが挿入されます．

中心静脈（central vein：CV）とは

　上大静脈や下大静脈などの太く心臓に近い静脈を中心静脈とよびます（**右図**）．

　中心静脈は血流が豊富なため，浸透圧の高い輸液や血管炎を起こしやすい薬剤を投与することができます．また心臓に近いため，中心静脈圧を測ることで患者の水分バランスの状態を把握できますし，ペースメーカーなどの挿入経路となります．中心静脈カテーテル挿入の目的・適応を**表1**に，禁忌を**表2**に示します．

表1｜中心静脈カテーテル挿入の目的・適応

- 血管炎を起こしやすい薬剤や多種類の薬剤を投与するため
- 中心静脈栄養（intravenous hyperalimentation：IVH）を行うため
- 心臓内へのアクセスとして：
  水分バランスの把握などを目的とした左房内の中心静脈圧の測定や，肺動脈カテーテル，経静脈的ペースメーカー挿入のアクセスとして
- 透析などを行うため

表2｜中心静脈カテーテル挿入の禁忌

- 適切な末梢静脈ラインが確保できている場合
- 患者から同意が得られない場合

図｜全身の動脈・静脈の走行

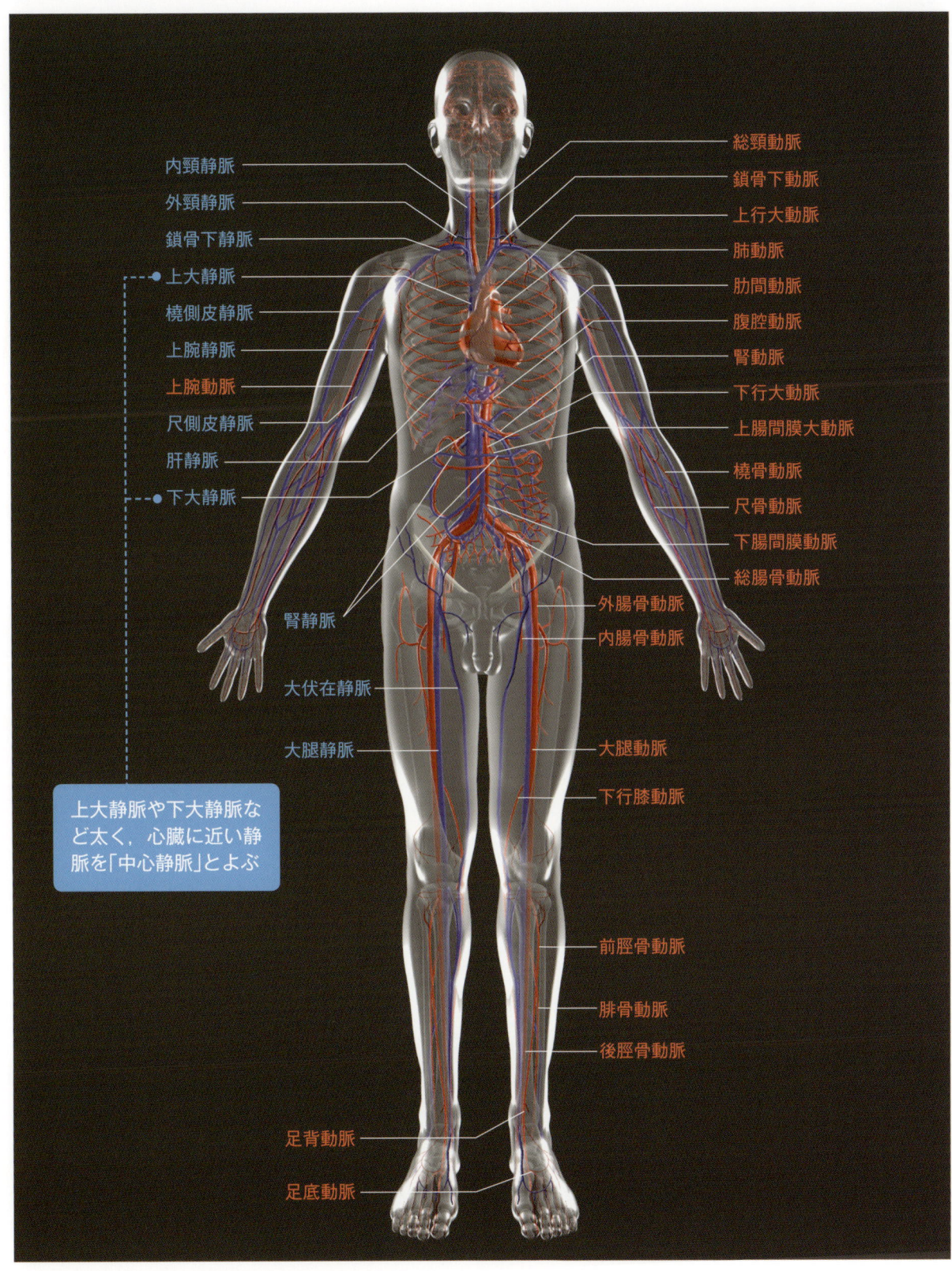

上大静脈や下大静脈など太く，心臓に近い静脈を「中心静脈」とよぶ

PART 1
中心静脈カテーテルとはなにか

中心静脈カテーテルの種類

中心静脈に到達するためのカテーテルには，いくつかの種類があります．内腔がいくつに分かれているかの違いや，特殊な機能を持つなど，カテーテルごとに特徴がありますので，患者の状態に合わせて適切なものを選びましょう．

中心静脈カテーテルの種類と特徴

カテーテル内腔の数による分類

●**トリプルルーメンカテーテル（図1）**

内腔が3つのカテーテルです．

●**ダブルルーメンカテーテル（図2）**

内腔が2つのカテーテルです．

●**シングルルーメンカテーテル（図3）**

内腔が1つのカテーテルです．写真は小児用です．

特殊なカテーテル

●**末梢静脈挿入式中心静脈カテーテル（peripherally inserted central catheter：PICC，図4）**

末梢静脈から挿入できるものです．通常のカテーテルより長く，シングルルーメンやダブルルーメンのものがあります．先端にスリットが入っています．採血が可能なものもあります．

●**肺動脈カテーテル（図5）**

肺動脈まで挿入し，右房圧や肺動脈楔入圧を測定することができるカテーテルです．開発者の名をとって，「スワンガンツカテーテル」と呼ばれることが多いです．

●**緊急時ブラッドアクセス留置用カテーテル（図6）**

血液透析を行うことができるものです．脱血用・送血用ともう1つのルートからなるトリプルルーメンカテーテルです．

カテーテル挿入法による分類

●**セルジンガー法**

ガイドワイヤーを使って挿入するタイプのカテーテルです．

●**カニューレ法（ダイレクトパンクチャー法）**

太い外套付穿刺針で静脈を穿刺し，残した外套内に直接カテーテルを挿入するタイプです．針が太いため止血が困難なこと，外套が完全に血管内に入っていないとカテーテル挿入が困難なことなどから，現在はより安全なセルジンガー法で挿入するタイプのカテーテルが用いられることが多いです．

図1 トリプルルーメンカテーテル

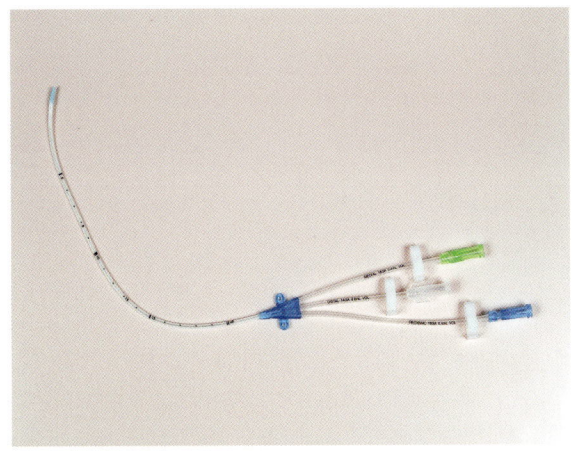

図2 ダブルルーメンカテーテル

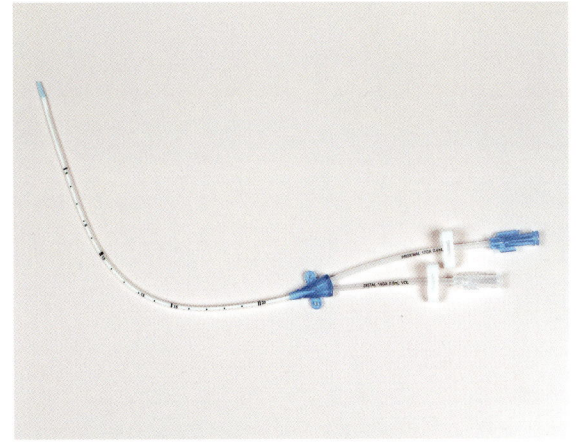

図3 シングルルーメンカテーテル

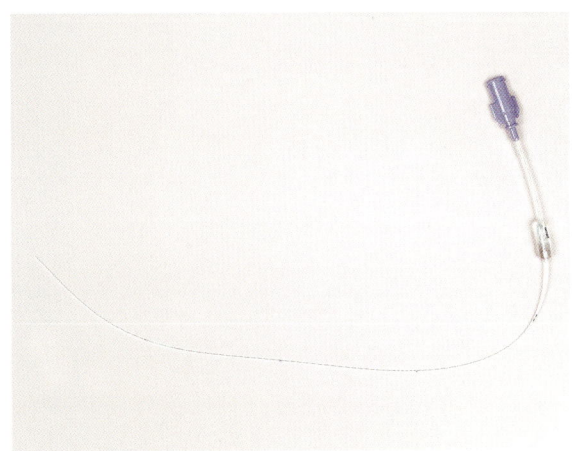

図4 末梢静脈挿入式中心静脈カテーテル(PICC)

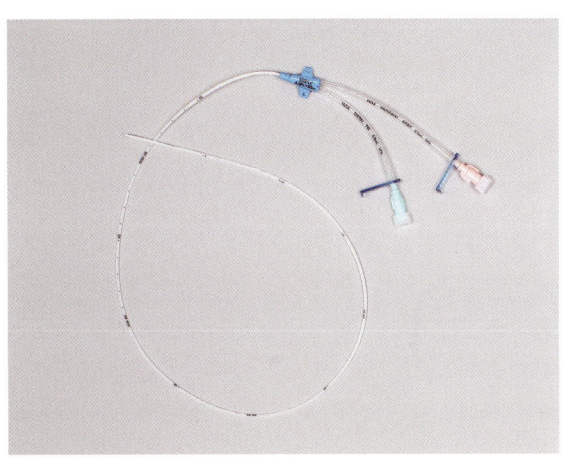

図5 肺動脈カテーテル

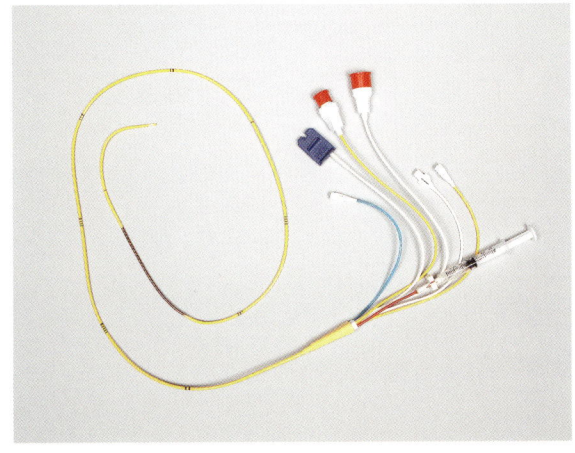

図6 緊急時ブラッドアクセス留置用カテーテル

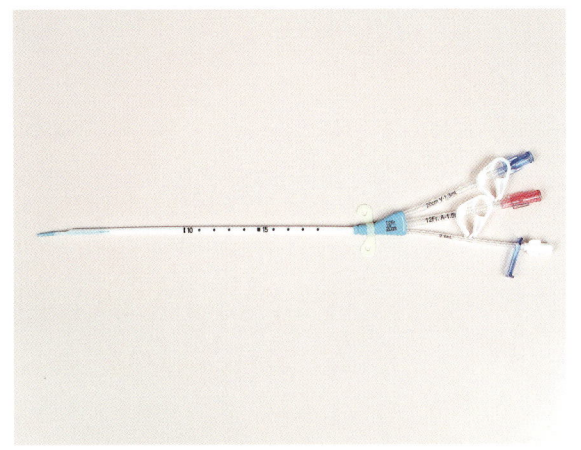

資料提供:テルモ株式会社(図1,2),日本コヴィディエン株式会社(図3,4,6),エドワーズライフサイエンス株式会社(図5)

PART 1
中心静脈
カテーテル
とはなにか

中心静脈カテーテル挿入に必要な解剖の知識

中心静脈は体表から目視では確認できません．解剖学的な位置関係を理解して挿入することが必要です．また，穿刺する静脈の近くにどのような臓器があるのかを知っておくことで，起こりうる合併症を予期することもできます．

1 ― 解剖の理解

中心静脈カテーテルを挿入するにあたって，穿刺部周辺の解剖を理解しておくことが必要です．穿刺する静脈の走行を知るとともに，静脈の周辺にある動脈や神経の走行，筋肉や臓器の位置関係を知り，どのようにカテーテルが走行するかをイメージできるようにします．

2 ― 代表的な中心静脈カテーテル挿入部位と特徴

●内頸静脈（図1）

静脈が体表に近い位置にあるので，挿入や圧迫が比較的容易です．患者が首を動かすと先端の位置がずれる可能性があります．左内頸静脈は右に比べて径が小さく，胸管損傷の危険があります．

●鎖骨下静脈（図2）

患者の体動による影響が少なく，身体機能の良好な患者では第一選択となります．静脈と肺の距離が近いことから，気胸を合併する危険がほかの部位より高く，また，静脈が体表から遠い位置にあるので，出血したときの圧迫が困難です．

左鎖骨下静脈穿刺の際は，胸管損傷に注意します．

●大腿静脈（図3）

静脈が体表に近い位置にあるので，挿入や圧迫が比較的容易です．動脈の誤穿刺が多く，感染の危険が高いため，第一選択にはなりづらいです．

●上腕静脈（PICC，図4）

肘の屈曲にかかわらず輸液が行え，胸腔から遠いので穿刺時の安全性も高いです．その一方で，血栓形成や静脈炎を起こしやすいです．

図1｜内頸静脈

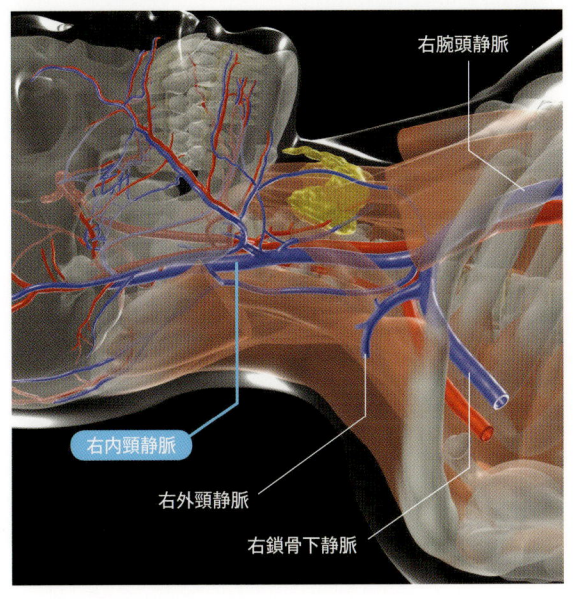

図2｜鎖骨下静脈

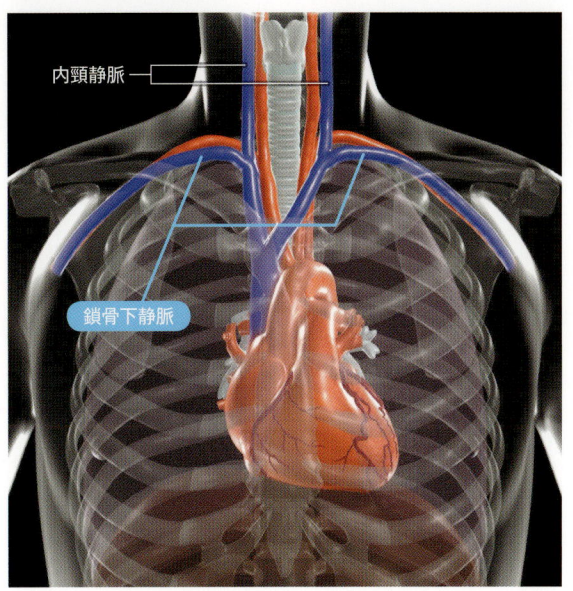

図3｜大腿静脈

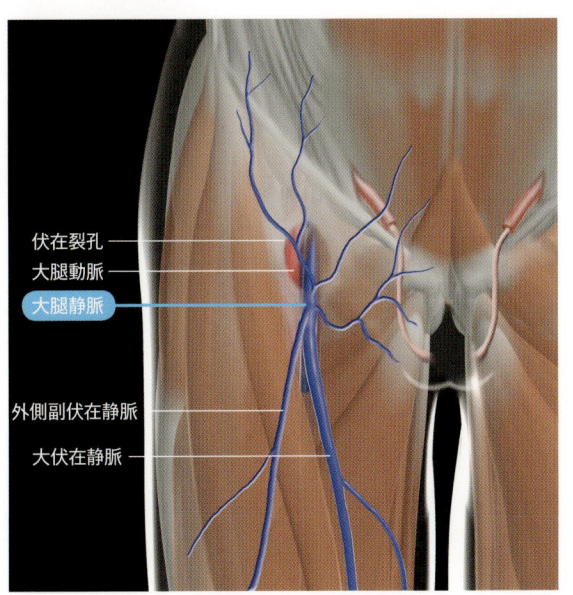

図4｜上腕静脈

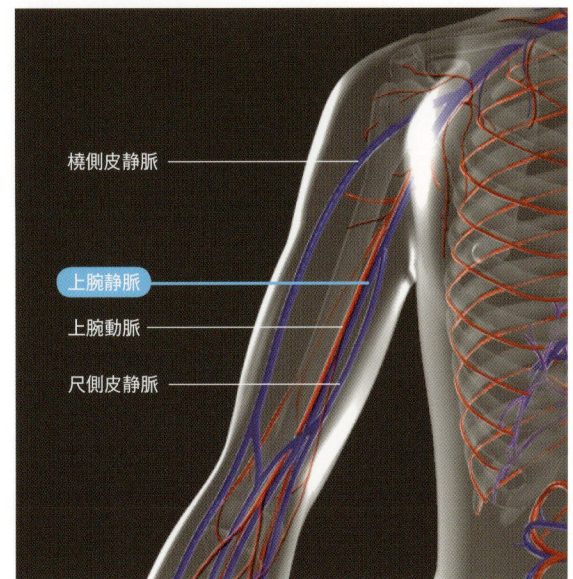

PART 2

中心静脈カテーテル挿入の準備と実施手順

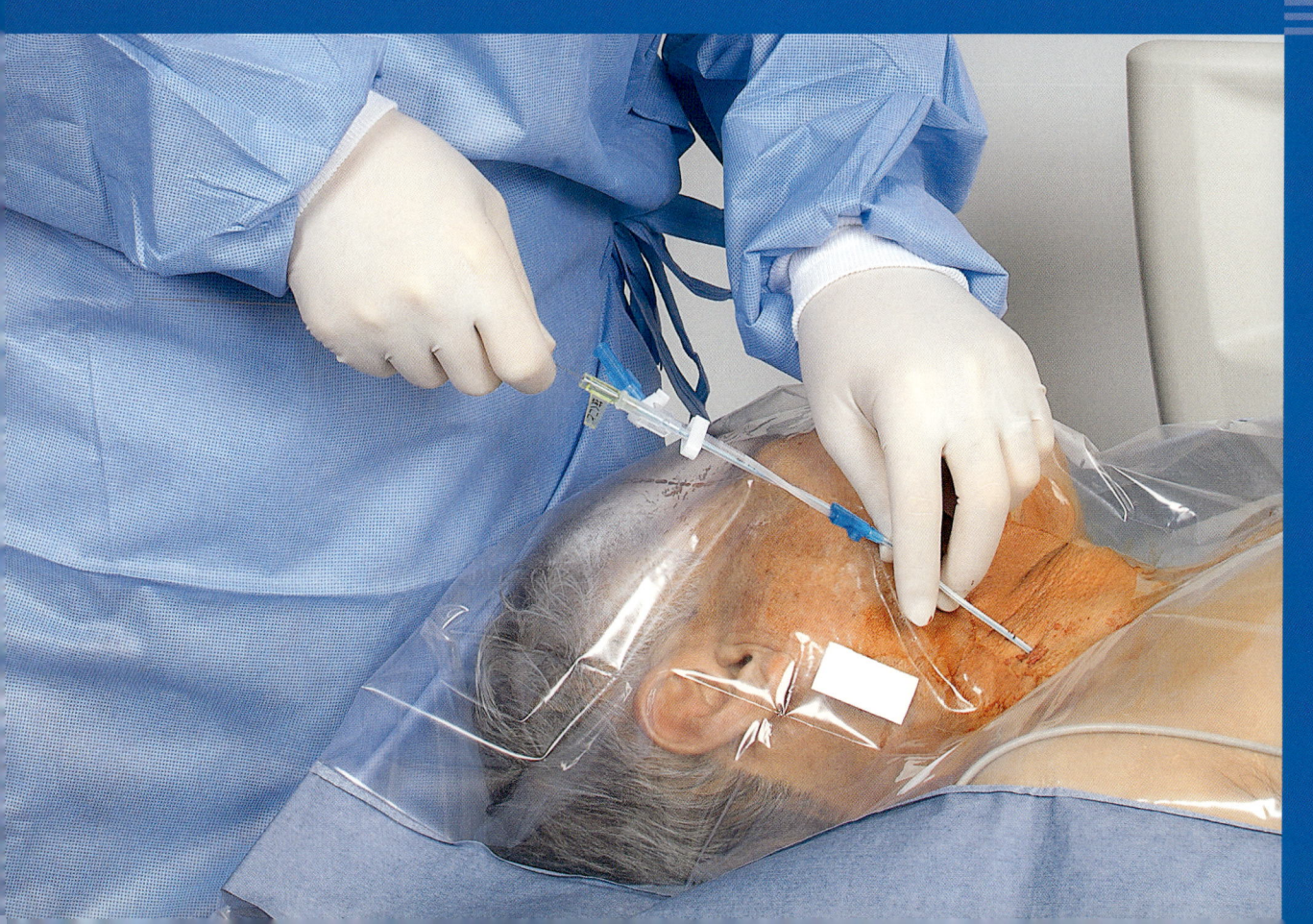

PART 2
中心静脈カテーテル挿入の準備と実施手順

中心静脈カテーテル挿入時の物品準備

中心静脈カテーテル挿入手技の前には、使用物品をそろえる必要があります。一度手技を始めてしまうと、そこから物品を探しに行くことは現実的ではありません。必要物品は事前にそろえておきましょう。それぞれの物品はメーカーによって少しずつ違いがあります。自施設の物品の使用感を確認しておくことが大切です。

挿入に必要となる物品

注）本書では、外筒の中にカテーテルを直接挿入するカニューレ法ではなく、ガイドワイヤーを使用してカテーテルを挿入するセルジンガー法での手技を扱う。

1 柄付スポンジと消毒用トレー
トレーに消毒薬を入れ、術野を消毒するためのものです。

2 ドレープ
清潔野を保持するために用います。

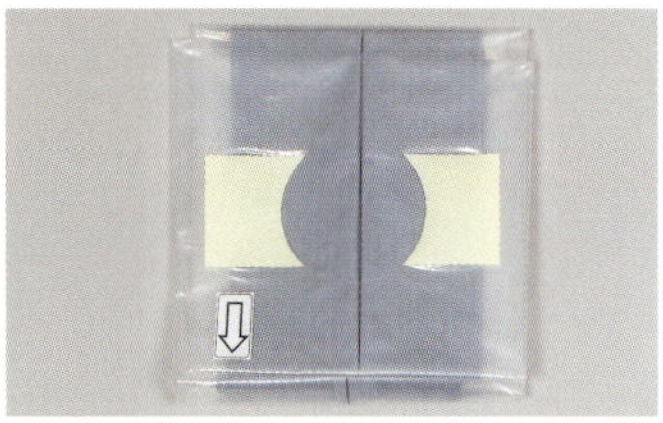

3 穿刺針
局所麻酔、試験穿刺、本穿刺の際に用います。

4 ガイドワイヤー
カテーテルを進める案内（ガイド）となるワイヤーです。

5 ダイレーター
カテーテルが入るように刺入口を広げるためのものです。

6 カテーテル
ガイドワイヤーを通じて静脈内に留置されるものです。写真はダブルルーメンカテーテルです。

7 固定具
カテーテルを固定するためのものです。

8 縫合固定用針糸
カテーテルを固定するための針付縫合糸です。

9 持針器
縫合時に、縫合糸を把持するのに用います。

10 皮膚切開用メス
ガイドワイヤー留置後にダイレーターを挿入する際の皮膚切開や、固定糸を切るために用います。

11 シリンジ
回路に水を通すためや、穿刺時に血液の逆流を確認するためのものです。

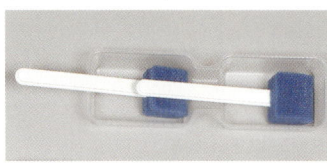
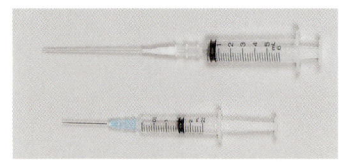
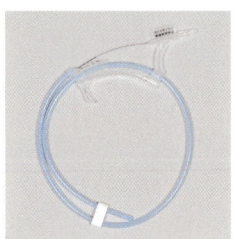
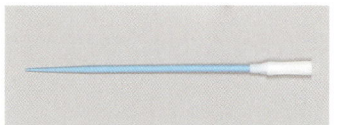
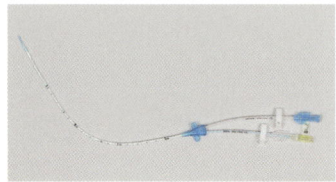
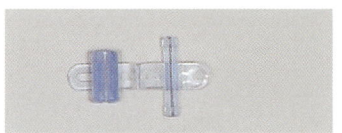
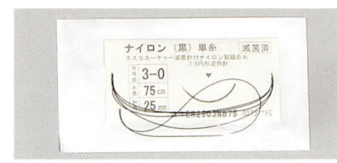
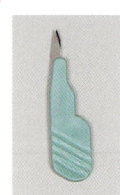
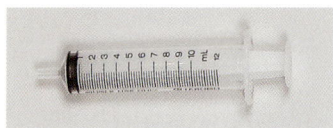

中心静脈カテーテルキットに含まれる主な物品

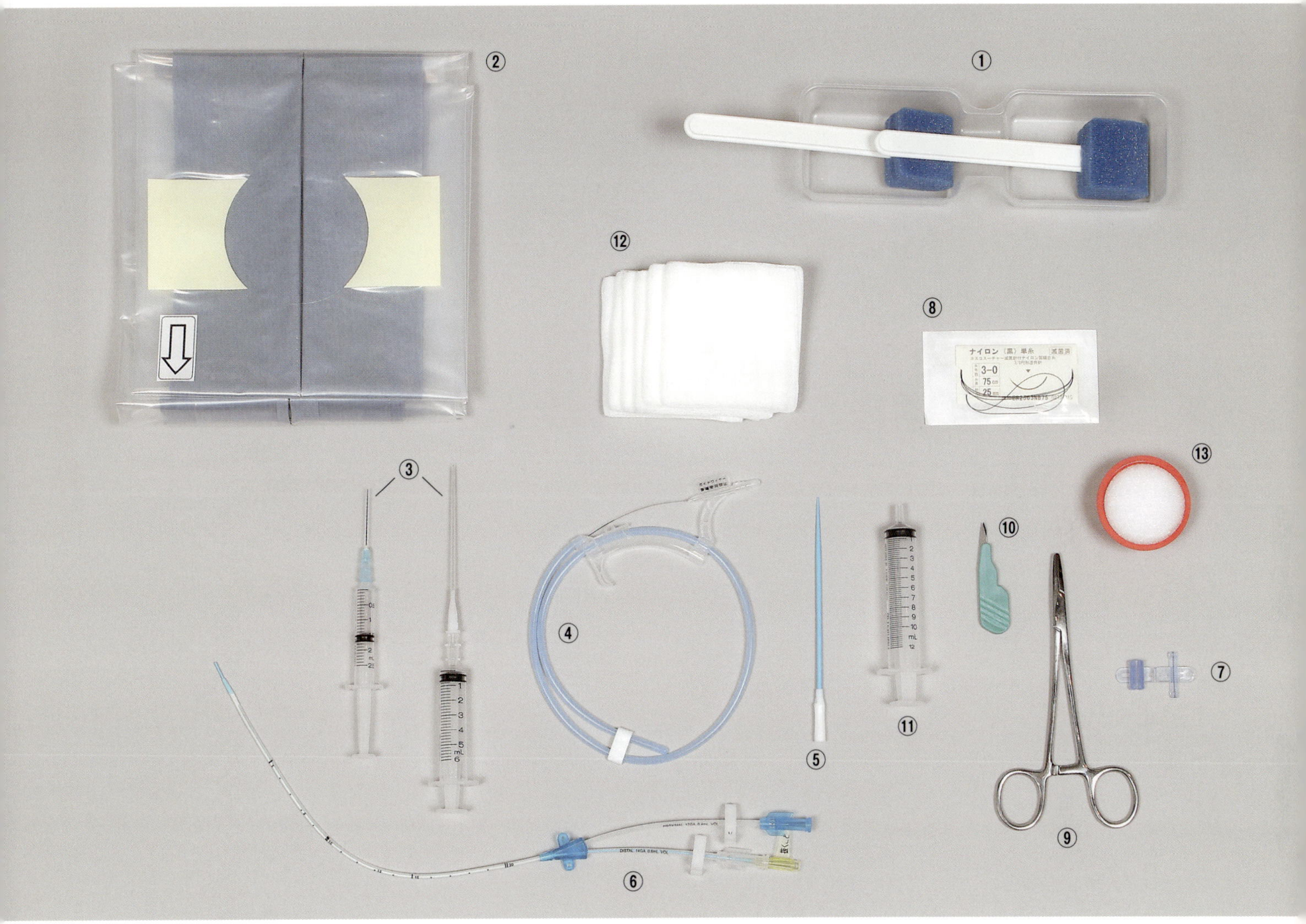

12 滅菌ガーゼ

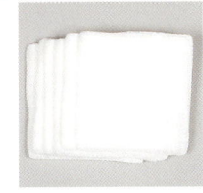

血液などを拭くために用います．

13 針受け

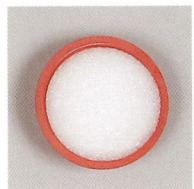

針をさしておく容器です．

① 柄付スポンジと消毒用トレー
② ドレープ
③ 穿刺針
④ ガイドワイヤー
⑤ ダイレーター
⑥ カテーテル
⑦ 固定具
⑧ 縫合固定用針糸
⑨ 持針器
⑩ 皮膚切開用メス
⑪ シリンジ
⑫ 滅菌ガーゼ
⑬ 針受け

セット以外に準備すること

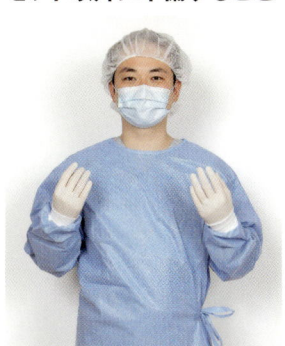

- マキシマル・バリアプレコーション用品（マスク，ガウン，手袋，帽子など）
- 局所麻酔（キシロカイン，プロカインなど）

PART 2
中心静脈カテーテル挿入の準備と実施手順

挿入前の体位確保とモニタリング

中心静脈カテーテル挿入手技において、患者体位およびモニタリングは重要なポイントです。挿入困難に思える患者であっても、体位を整えることで無難に手技を終えることができる場合があります。解剖を意識しながら体勢を整えるとよいでしょう。

なお、術野の照明は室内灯のみで行います。明るすぎると動脈血と静脈血の判別が困難になったり、皮膚表面の凹凸がわかりにくくなります。

1 モニターを装着する

中心静脈カテーテル挿入時からのモニタリングとして、心電図モニター、パルスオキシメーターを装着する。心電図モニター装着の際は、カテーテル挿入部位を避けて電極を装着する

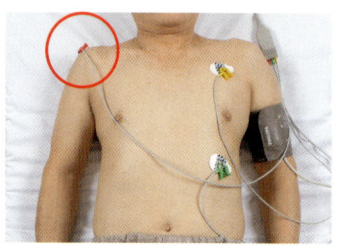

2 トレンデレンブルグ体位にする

中心静脈カテーテル挿入時の体位として、トレンデレンブルグ体位がある。頭を15～30°下げて静脈を拡張させることで、カテーテルを挿入しやすくする

3 ベッドを適切な高さに合わせる

実施者が体をかがめず、無理せずカテーテルを挿入できるよう、ベッドの高さを調整する

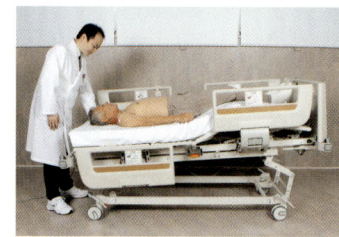

4 患者の体位を確保する

● 体位確保① 内頸静脈穿刺

患者の顔を、穿刺側とは反対側に向ける。鎖骨と胸鎖乳突筋の作り出す三角形を見つけるのがポイントである

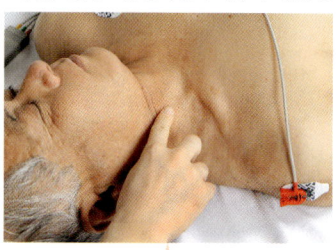

✕ 反対に向き過ぎ

内頸静脈が内頸動脈の上に重なり、動脈損傷のリスクが上昇する

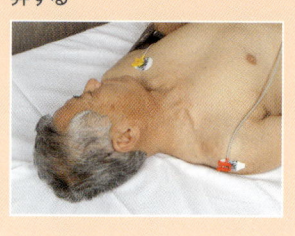

● 体位確保② 鎖骨下静脈穿刺

顔は正中で、腕は内転させる。顔の向きはとくに関係ない

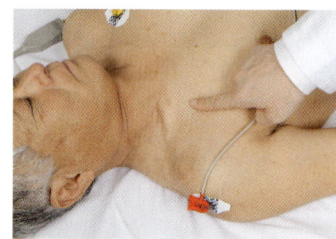

● 体位確保③ 大腿静脈穿刺

下肢を伸展、軽度外転、外旋させる。大腿動脈を触れやすくする

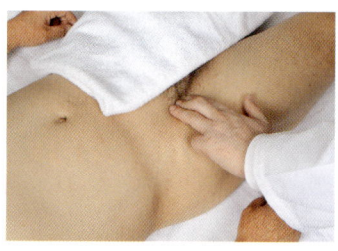

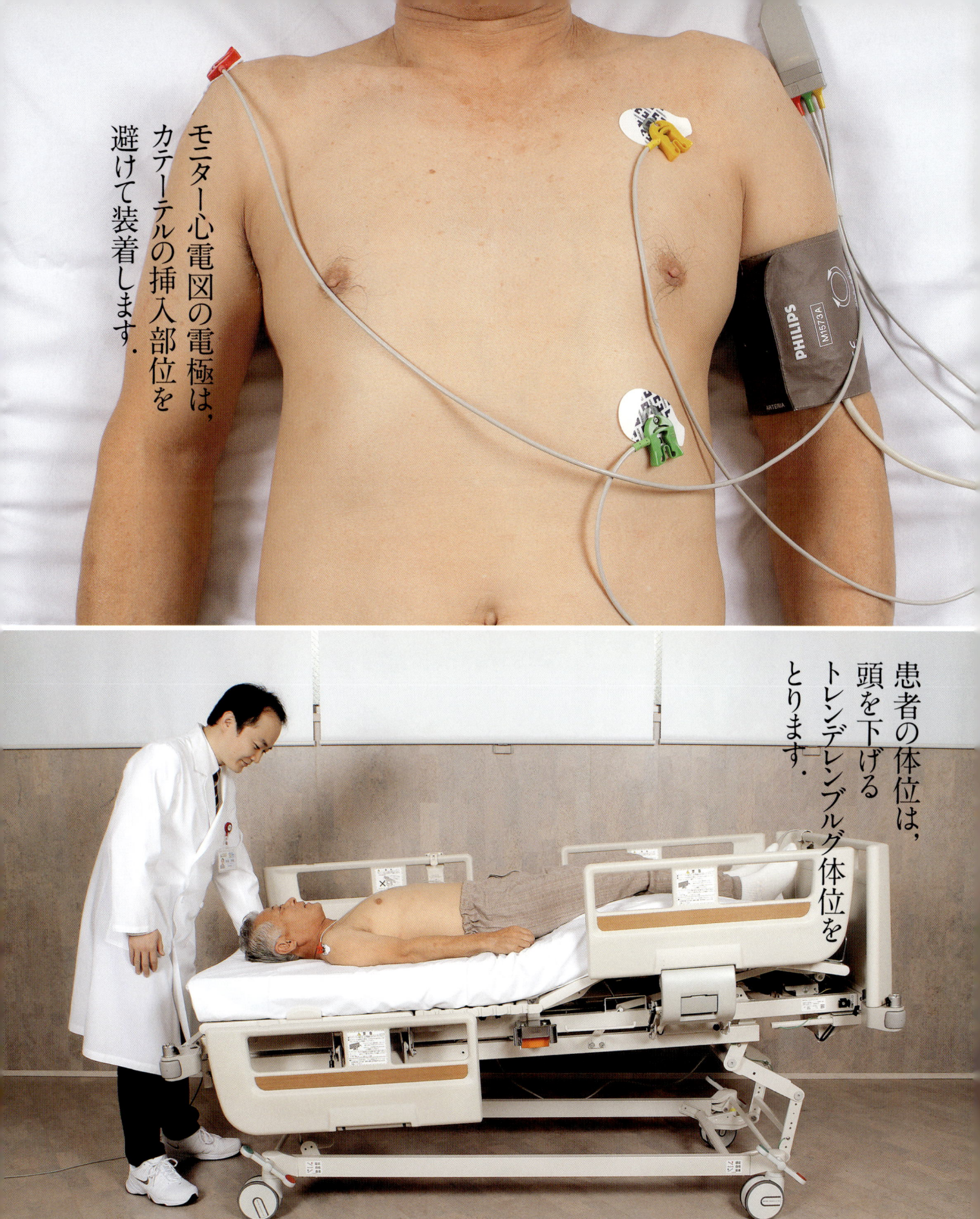

モニター心電図の電極は，カテーテルの挿入部位を避けて装着します．

患者の体位は，頭を下げるトレンデレンブルグ体位をとります．

PART 2
中心静脈カテーテル挿入の準備と実施手順

清潔操作と穿刺部位の消毒

静脈の中は無菌です．中心静脈ラインは長期留置する可能性もあるため，感染のリスクは少しでも減らすようにしましょう．カテーテル挿入時にはマキシマル・バリアプレコーションとしてのガウンテクニックが必要です．

1 手技を始める前に必要物品を用意
清潔野を乱さないために，必要なものは先に用意しておく

2 帽子，マスクを装着し，手を洗う

3 滅菌手袋をする

4 滅菌ガウンを着る
清潔操作で行うため，帽子，マスク，滅菌手袋，滅菌ガウンを用意し，装着する．ガウンは介助者に着せてもらい，汚れが落ちないよう準備する

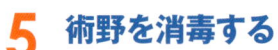

5 術野を消毒する
ポビドンヨードなどを用いて，術野を広めに消毒する

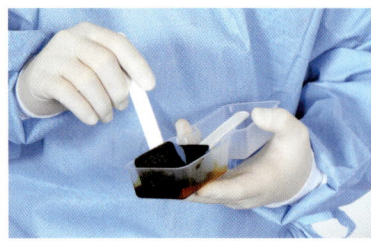 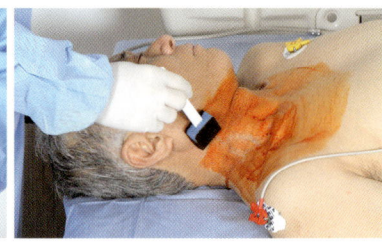

6 穴のあいたドレープをかける
清潔区域を確保するため，穴の中心がカテーテルの穿刺部位になるようドレープをかける

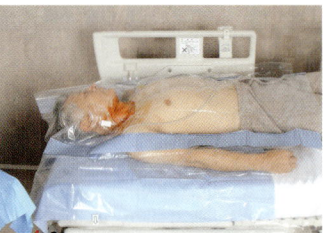

7 必要物品の前処置を行う
カテーテル内の凝血を防ぐため，カテーテルに生理食塩液を通しておき，物品を使用順に並べる

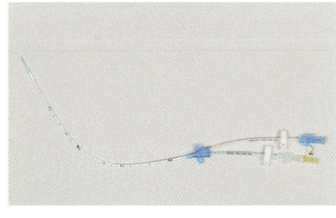

（注意）ヘパリンの使用について
ヘパリン起因性血小板減少症の危険があるため，ヘパリンは使用しないほうが無難．カテーテルの充填は生理食塩液で十分である

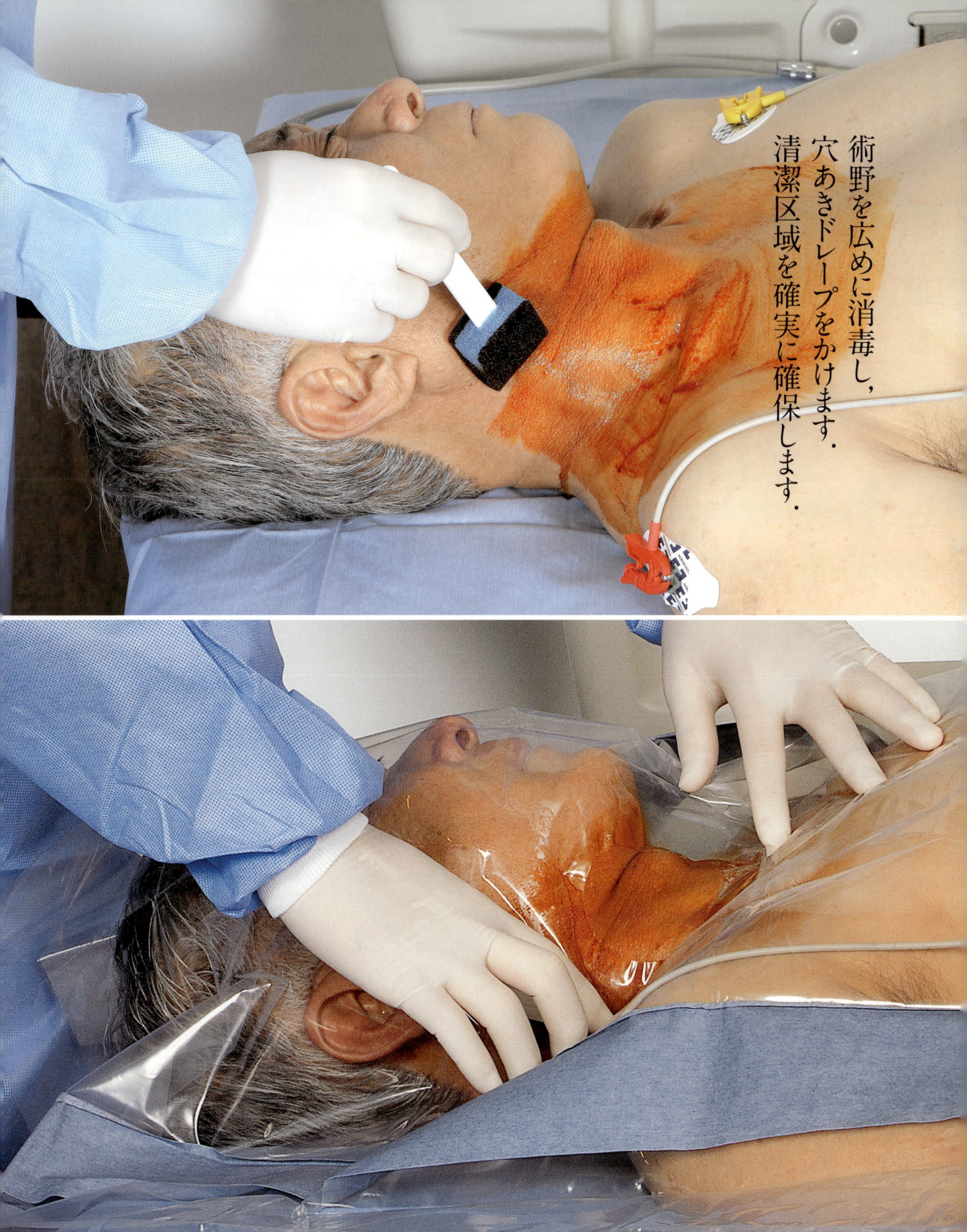

術野を広めに消毒し,穴あきドレープをかけます.清潔区域を確実に確保します.

PART 2
中心静脈カテーテル挿入の準備と実施手順

穿刺部位の選択と局所麻酔〜試験穿刺

試験穿刺で穿刺する静脈の位置や深さを探ります．事前にエコーで静脈の位置や深さを確認しておくと手技が容易になります．エコーガイド下で穿刺をする方法もあります．

1 局所麻酔薬を吸う
1％リドカインなどの局所麻酔薬を準備する．注射器や局所麻酔薬のアンプルは無菌的操作で扱う．介助者がアンプルを傾け，実施者が注射器で局所麻酔薬を吸い上げる

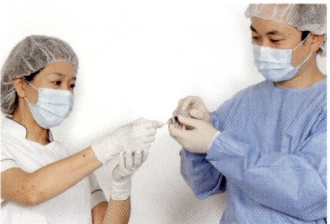

2 カテーテルを挿入する場所（と針先方向の目標）を選ぶ
内頸静脈穿刺の場合，前方アプローチ，中央アプローチ，後方アプローチがある（下図）

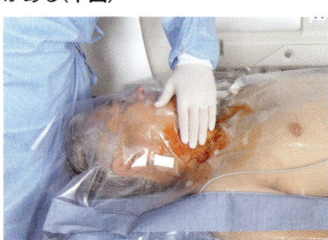

3 皮膚に膨疹をつくる
皮膚の局所麻酔を行う

4 局所麻酔をしながら静脈に向かって針を進める
内頸静脈：1〜2cm，鎖骨下静脈：5〜6cm，大腿静脈：2〜3cmで静脈に当たる．内頸静脈に当たったら，血液の逆流を確認する

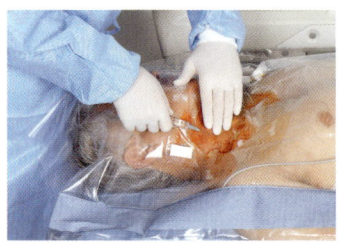

5 針の角度と深さを覚えておく
本穿刺のため，静脈の位置（方向・深さ）を覚えておく（穿刺部位から視線をはずさずに，本穿刺用の針をもつ）

●内頸静脈穿刺の場合

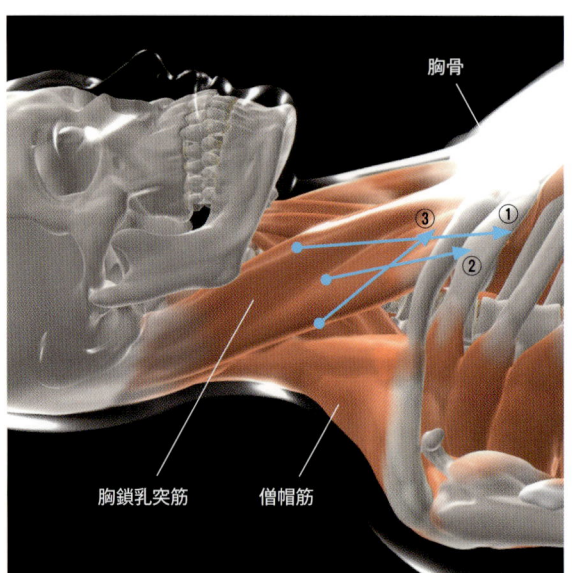

①**前方アプローチ**
胸鎖乳突筋の前縁中央部から同側乳頭方向に穿刺する

②**中央アプローチ**
胸鎖乳突筋三角の頂点から同側乳頭方向に穿刺する

③**後方アプローチ**
胸鎖乳突筋の後縁中央部から胸骨切痕方向に穿刺する

●鎖骨下静脈穿刺の場合
鎖骨中線から外側1/3の部位で，鎖骨から1〜2横指下から胸骨切痕方向に穿刺する

●大腿静脈穿刺の場合
鼠径靱帯より1〜2横指末梢で，大腿動脈よりわずかに内側から臍方向に穿刺する

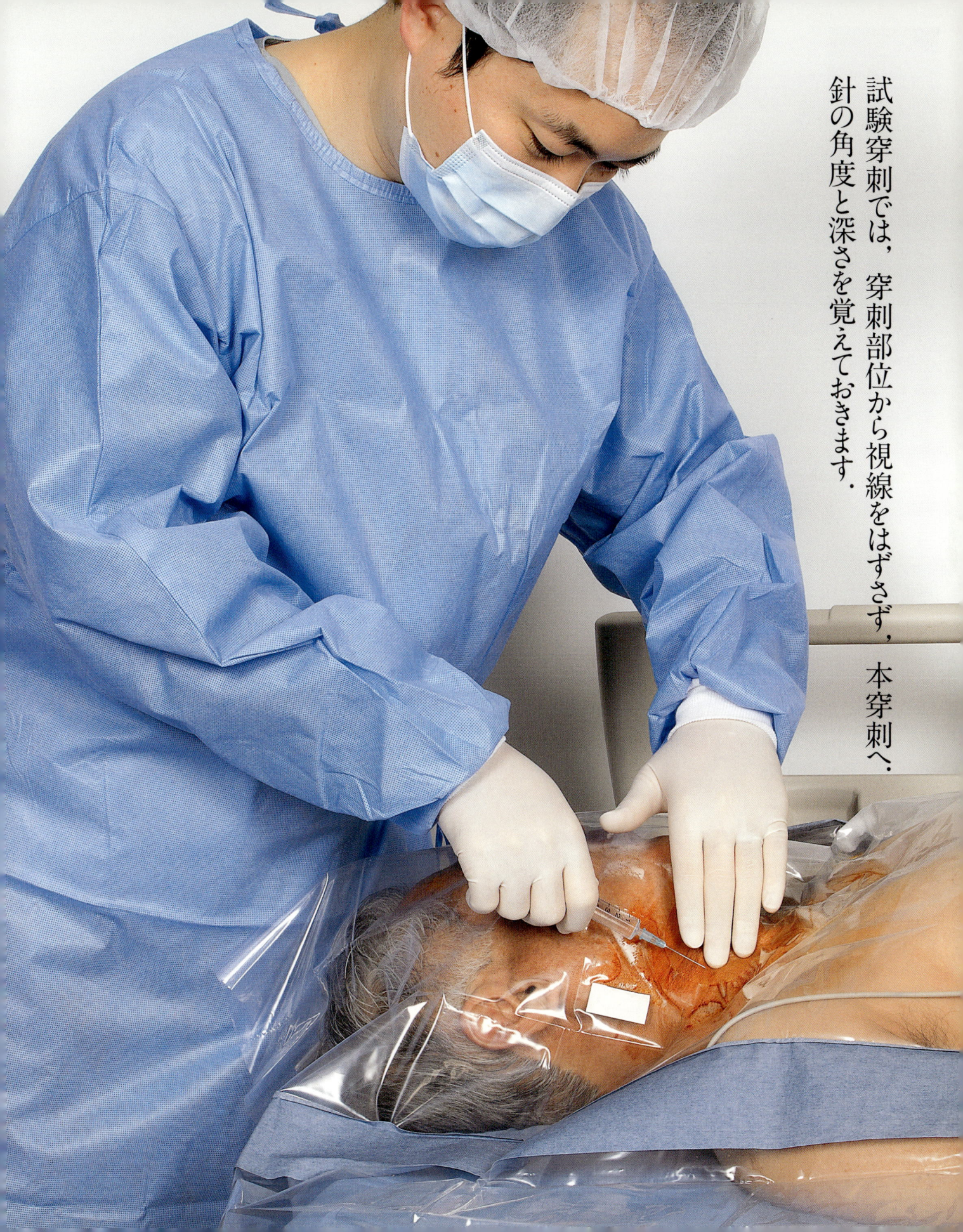

試験穿刺では,穿刺部位から視線をはずさず,本穿刺へ.針の角度と深さを覚えておきます.

PART 2 中心静脈カテーテル挿入の準備と実施手順

本穿刺とガイドワイヤー挿入

試験穿刺で静脈血流を確認したら、本穿刺を行います。試験穿刺の角度や深さを覚えておき、試験穿刺と同じ刺入点、方向で穿刺します。試験穿刺後に目や手の位置を動かさないことがコツです。本穿刺で静脈血流を確認したら、内筒を抜いてガイドワイヤーを挿入します。ガイドワイヤーの深さに注意しましょう。

1 穿刺針を持つ
試験穿刺の角度や深さを覚えておき、試験穿刺から目や手の位置を動かさないようにする

2 本穿刺を行う
試験穿刺と同じ刺入点、方向で穿刺針を刺入する。穿刺できると血液が逆流する

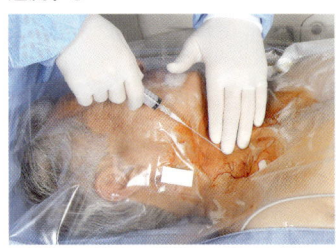

3 血液の逆流を確認したら、さらに数mm進める
穿刺針を進める際は、内筒と外筒の差に注意する。内筒は血管内でも、外筒は血管外のことがある

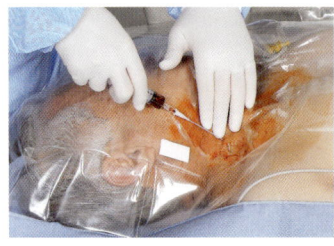

4 外筒を進め、内筒を抜去する
穿刺針の外筒は進めてそのまま留置し、内筒を抜去する。出血や空気塞栓予防のため、外筒の孔を指で塞ぐ

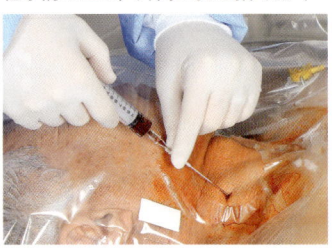

5 ガイドワイヤーを挿入する
留置した穿刺針の外筒に、ガイドワイヤーを10cm程度挿入する

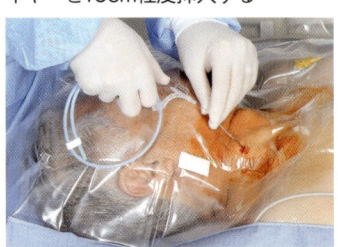

（注意）ガイドワイヤーの深挿入は避ける。深く（15cm以上）挿入し右室まで達すると不整脈が誘発される

6 外筒を除去する
挿入ができたら、外筒を除去し、ガイドワイヤーのみ残しておく

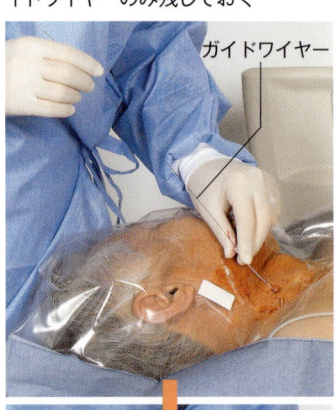

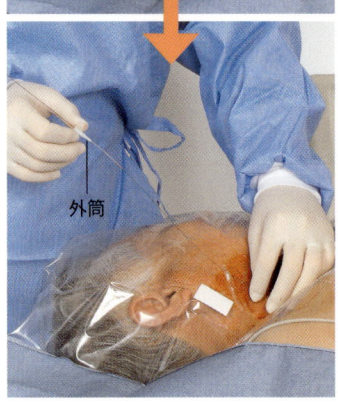

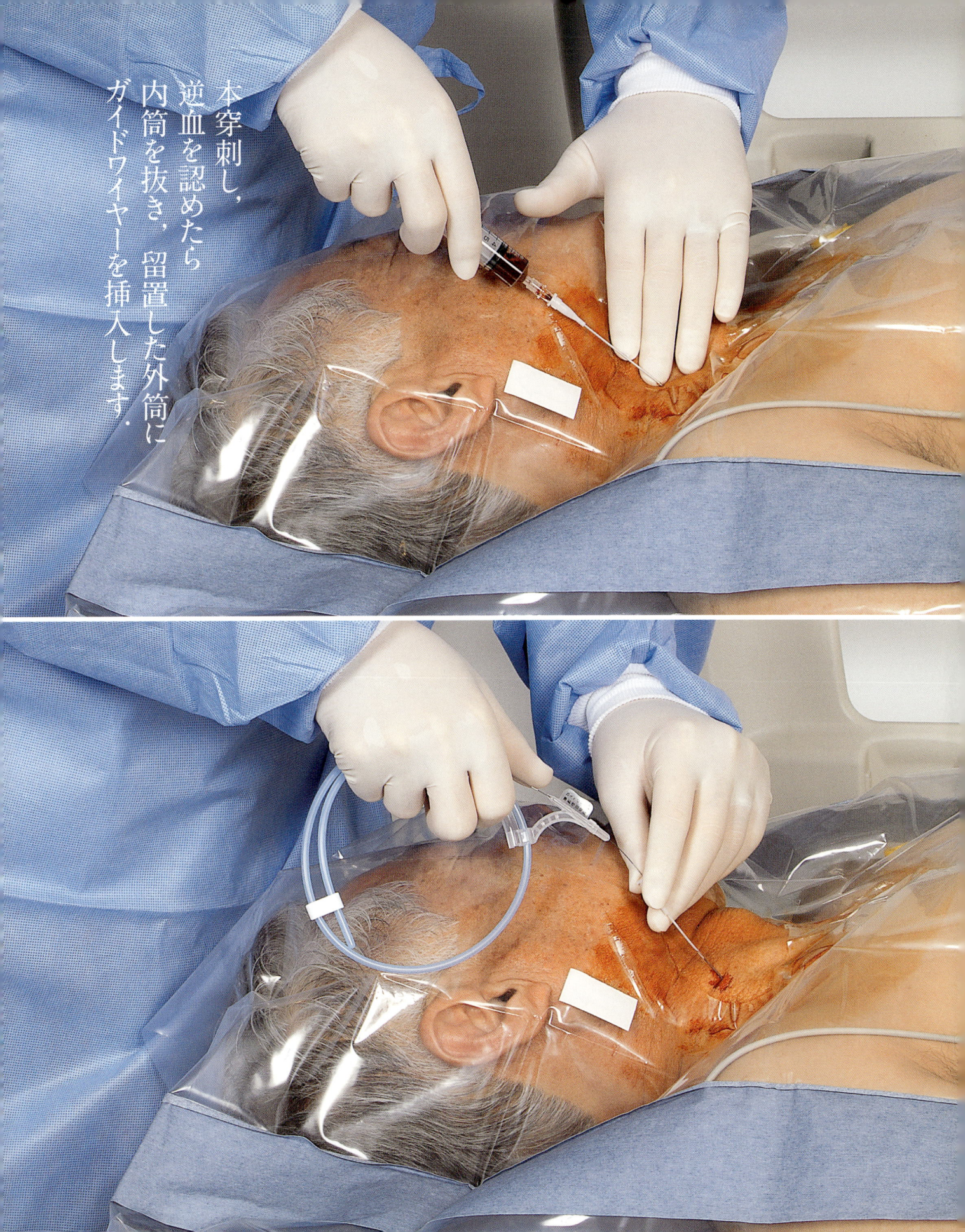

本穿刺し、逆血を認めたら内筒を抜き、留置した外筒にガイドワイヤーを挿入します．

ダイレーター，中心静脈カテーテルの挿入

PART 2 中心静脈カテーテル挿入の準備と実施手順

ガイドワイヤー留置後は，皮膚を小切開してダイレーターを挿入します．皮膚切開が小さすぎるとダイレーターの挿入に難渋します．ダイレーターで刺入部を拡大した後，中心静脈カテーテルを挿入します．

1 メスで皮膚を切開する

ガイドワイヤーが留置されたら，ダイレーターを挿入する．ダイレーターが通るように，ガイドワイヤー刺入部の皮膚を切開する

2 ダイレーターを挿入する

ダイレーターをねじこむように進める．そのとき，抵抗が強ければ，皮膚切開を追加して挿入しやすくする

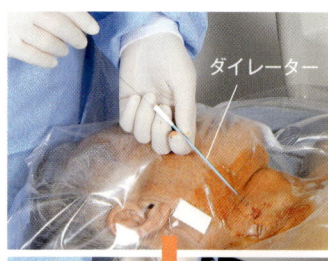
ダイレーター

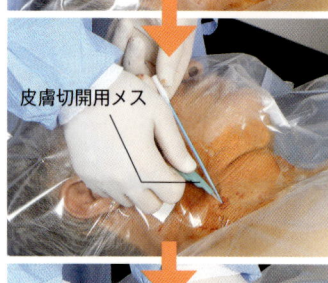
皮膚切開用メス

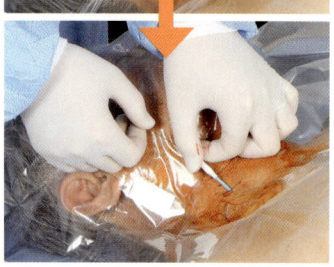

3 ダイレーターを抜去する

ダイレーターでカテーテルの刺入部を広げたら，ダイレーターを抜去する．そのとき，ガイドワイヤーが抜けないよう注意する

4 ガイドワイヤーを中心静脈カテーテルに通す

中心静脈カテーテルを用意し，ガイドワイヤーに通していく．そのとき，カテーテルの遠位端からガイドワイヤーの端が出ているのを確認する

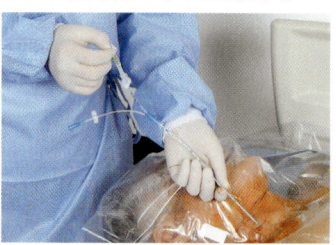

5 ガイドワイヤーを持ちながら中心静脈カテーテルを挿入する

中心静脈カテーテルを挿入する．ガイドワイヤーが深く入りすぎないよう注意する

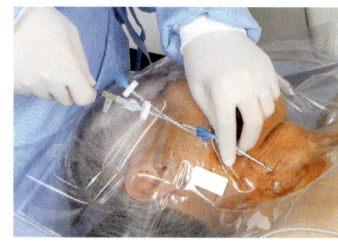

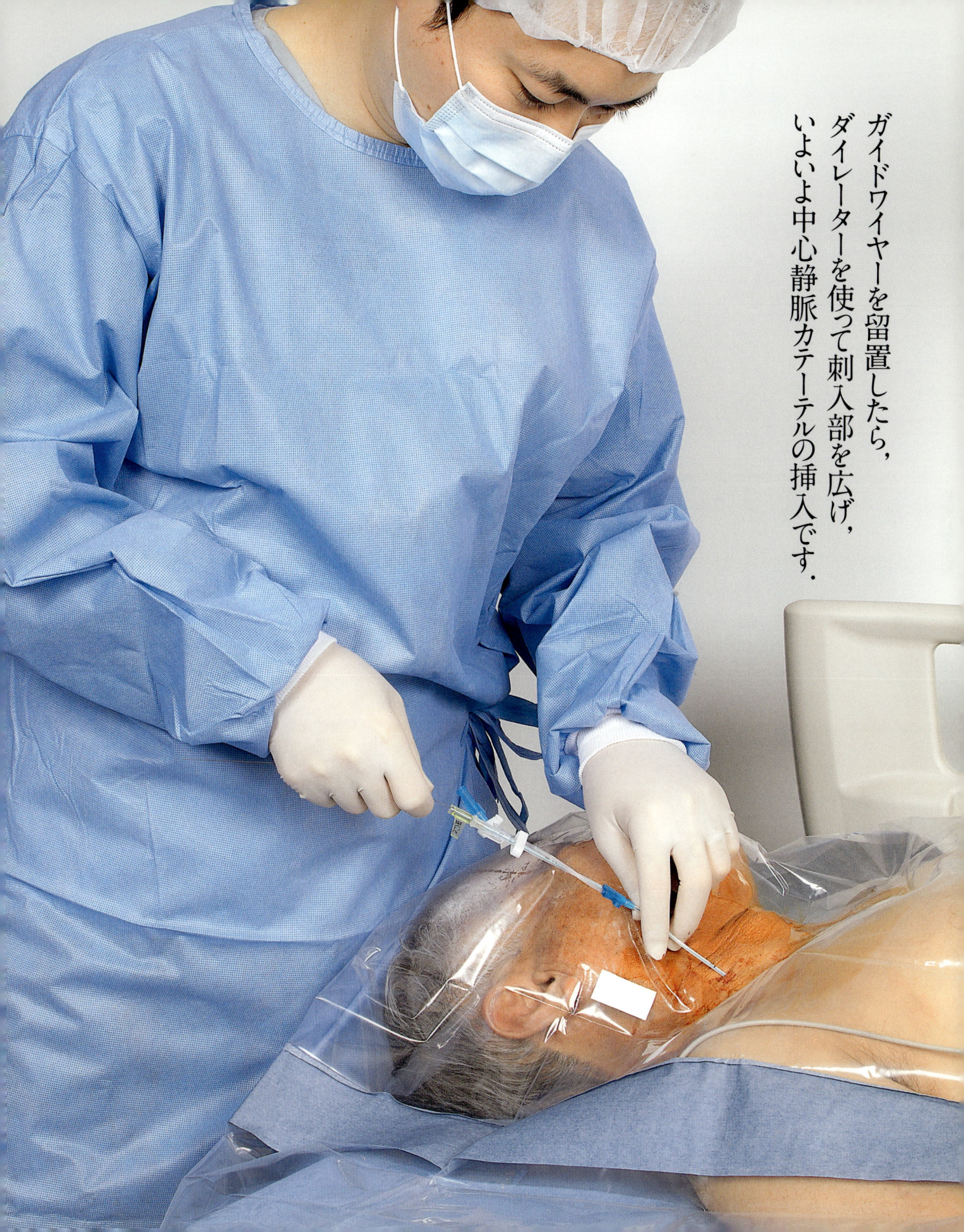

ガイドワイヤーを留置したら,ダイレーターを使って刺入部を広げ,いよいよ中心静脈カテーテルの挿入です.

PART 2 中心静脈カテーテル挿入の準備と実施手順

中心静脈カテーテルの固定（刺入部の縫合）

カテーテルの挿入長を調整して固定します。固定は、カテーテルを皮膚と縫合することで行います。

1 カテーテル挿入長を確認する

カテーテルの先端が中心静脈に留置されるよう，カテーテル挿入長を確認する

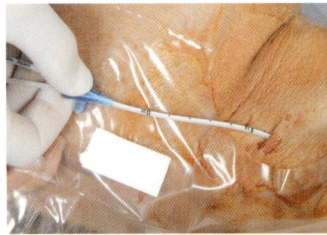

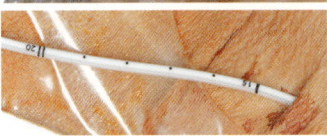

● カテーテル挿入長の目安
[内頸静脈穿刺の場合]
13〜15cm（右）・18〜20cm（左）
[鎖骨下静脈穿刺の場合]
13〜15cm
[大腿静脈穿刺の場合]
40〜50cm（輸液のみが目的なら10〜20cmでよいが，カテコラミンなどを中心静脈に投与するなら横隔膜上まで挿入する）

2 ガイドワイヤーを抜去する

カテーテルが挿入できたら，ガイドワイヤーを抜去する．そのとき，カテーテルが抜けないよう注意する

3 すべてのルーメンから逆流があることを確認する

逆血が確認できたら生理食塩液でロックし，凝血による閉塞を防ぐ

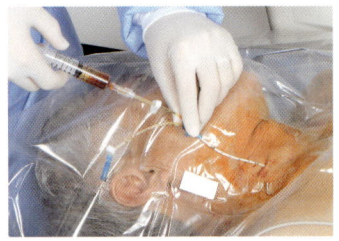

4 刺入部の根元にハネをつける

カテーテルを固定するため，刺入部にハネをつける．しっかり固定されていることを確認する

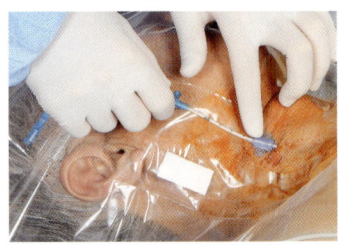

5 局所麻酔してハネと皮膚を縫合する

固定後は局所麻酔を行い，絹糸やナイロン糸を使ってハネと皮膚を縫合する

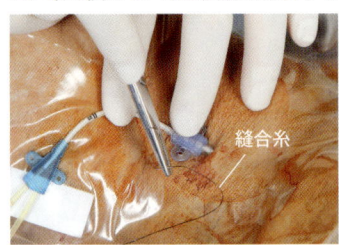

縫合糸

6 ドレッシング材でカテーテルを固定する

カテーテルが抜けてしまわないよう，ドレッシング材とテープで固定する（固定法の一例を示したが，方法は施設ごとに異なる場合がある）

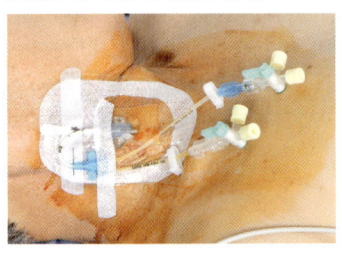

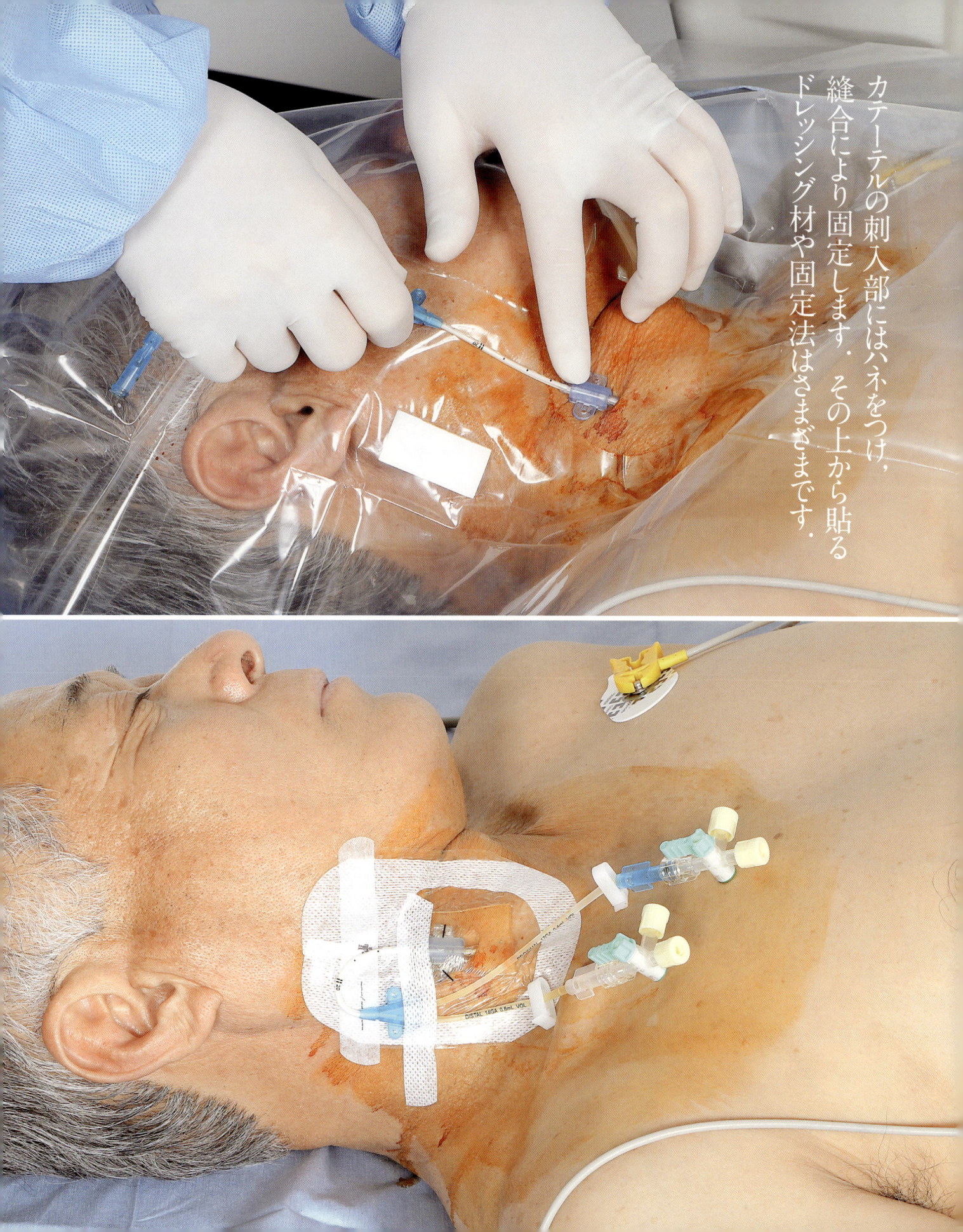

カテーテルの刺入部にはハネをつけ、縫合により固定します．その上から貼るドレッシング材や固定法はさまざまです．

PART 2
中心静脈カテーテル挿入の準備と実施手順

固定後のカテーテルの位置確認

中心静脈カテーテルの固定が終わったら，輸液を開始する前に，診察とX線撮影でカテーテルの位置確認を行います．位置が不適切だった場合は，すばやく対処しましょう．

1 身体診察を行う

カテーテルの固定が終わったら，正しく挿入されているかどうか，呼吸音聴取や局所の観察を行い，合併症（下表）の有無を評価する

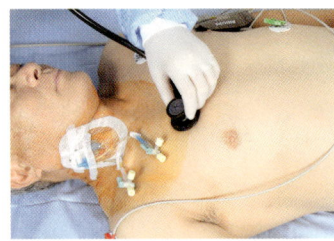

2 胸部X線撮影を行う

カテーテル先端が上大静脈（大腿静脈から挿入の場合は下大静脈）内にあることを確認する

- 先端が気管分岐部程度の高さなら，上大静脈に留置されていると判断できる
- 先端が右第2弓まで進んでいたら，右房内に留置されている可能性がある
- 右内頸静脈から左内頸静脈に進むなど，上大静脈に進まないこともある
- 気胸や血胸（胸水），皮下気腫がないことを確認する

右内頸静脈から
カテーテルを挿入した場合

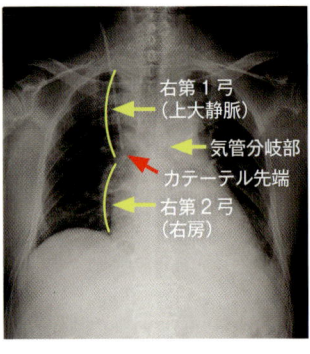

右鎖骨下静脈から
カテーテルを挿入した場合

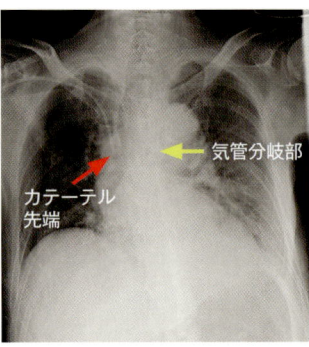

右鼠径（大腿静脈）から
カテーテルを挿入した場合

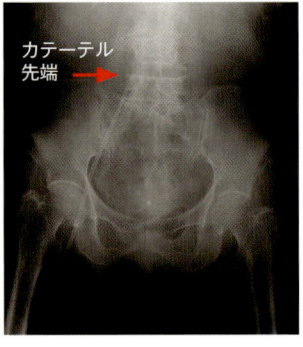

表｜代表的な合併症

気胸	鎖骨下静脈穿刺で肺を損傷すると合併する．胸腔ドレナージで対応する．
血胸・血腫	動脈を穿刺すると合併する．凝固異常や出血傾向のある患者では要注意である．用手圧迫で対応する（鎖骨下静脈穿刺時は用手圧迫が困難である）．
乳び胸	左側アプローチで胸管損傷すると合併する．
空気塞栓	カテーテル留置手技中に静脈内に空気を吸い込むと合併する．トレンデレンブルグ体位で中心静脈圧を上げて予防する．
カテーテルの迷入	無理なガイドワイヤーの挿入により合併する．カテーテルの抜去や位置変更を行う．

> コラム
エコーによる中心静脈の描出

中心静脈の穿刺では，エコーで位置を確認してからの穿刺や，エコーガイド下の穿刺が推奨されています．エコーを使うことで穿刺回数を減少させ，穿刺回数の増加に伴う合併症の発生率を低下させます．

内頸静脈の描出

エコー圧迫前
総頸動脈と内頸静脈が見えているが，どちらが内頸静脈かはわかりづらい

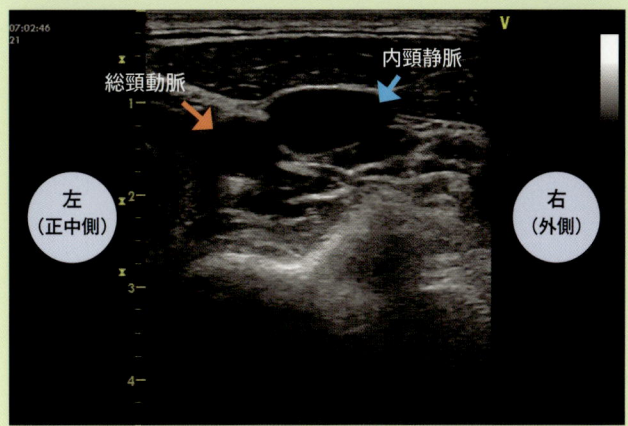

エコー圧迫後
動脈と静脈を同定するために，プローブを押しつけてみる．押して凹む右側にあるのが静脈である．動脈は押しつけても形が変わらない

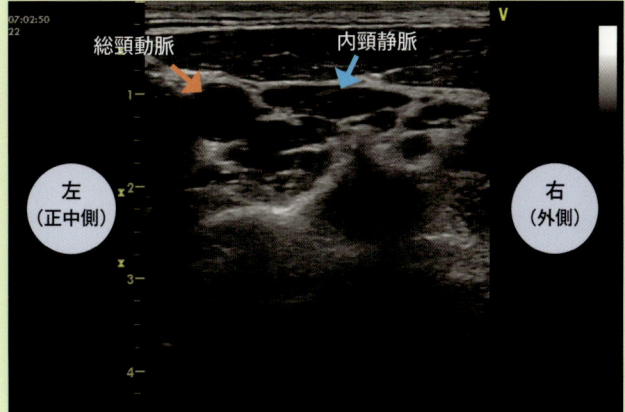

カラードプラ
血管を見つけるためにカラードプラを使うこともある．内腔が色で染まるのが血管である．

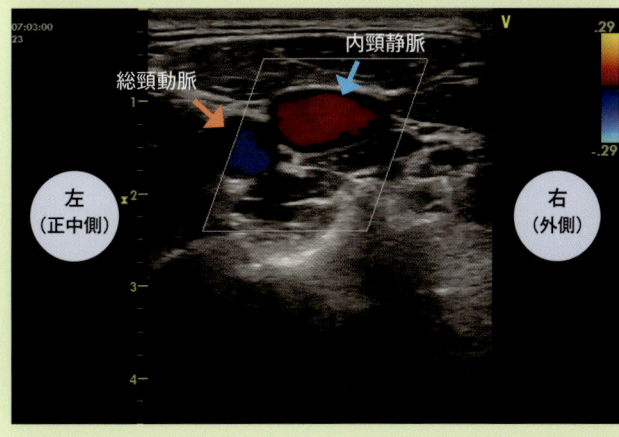

PART 3
動脈ラインとはなにか

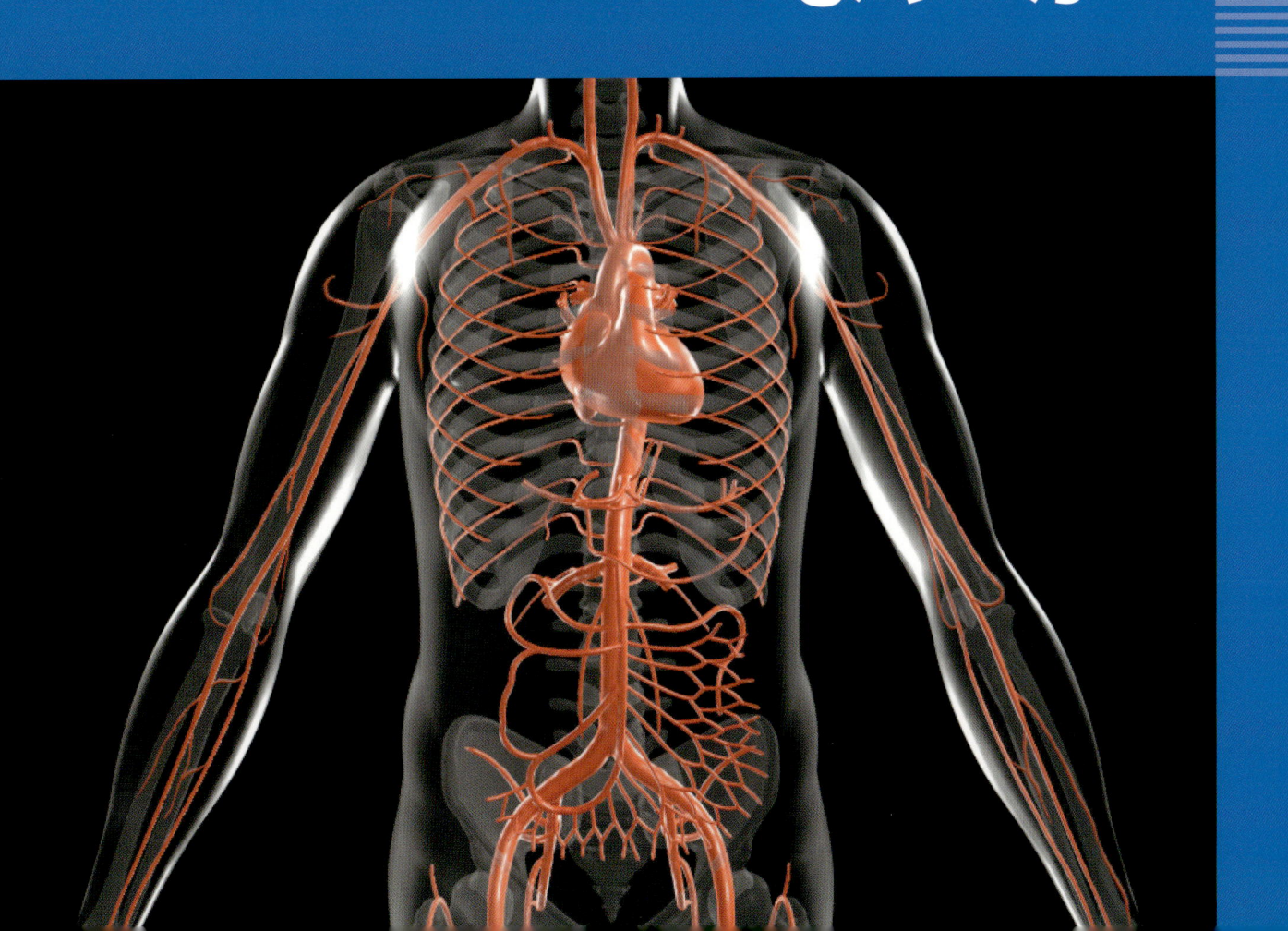

PART 3 動脈ラインとはなにか

動脈ラインの基礎知識

動脈（artery：A）ラインとは

動脈ラインは，連続的に動脈圧（動脈圧波）を測定するために動脈内に留置されたカテーテルのことです．カテーテルから動脈血採血も容易に行うことができます．

動脈ライン留置の適応と禁忌を，**下表1，2**に示します．

表1 │ 動脈ライン留置の「適応」

循環動態の変動が著しい場合
頻回の採血が必要な場合
非侵襲的血圧測定が不可能な場合

表2 │ 動脈ライン留置の「禁忌」

刺入部より遠位に循環不全が疑われる場合や，炎症が疑われる部位での穿刺
患者から同意が得られない場合

> **参考**
>
> **アレンテスト**
>
> アレンテストは，橈骨動脈の側副血行路が適切であるかを確かめるテストです．本テストでの評価結果が適切かどうかは議論が分かれています．
>
> 〈アレンテストの手順〉
> 1. 橈骨動脈と尺骨動脈を圧迫し，閉塞させる（写真左）
> 2. 患者に手を握ったり開いたりさせ，皮膚の色調消失を確認する
> 3. 尺骨動脈の圧迫を解除し，正常な皮膚の色調を確認する
>
> 皮膚色調の戻り≦10秒：側副路十分（穿刺OK，写真右）
> 皮膚色調の戻り＞10秒：側副路不十分のため，別の部位で穿刺を試みる
>
> 尺骨動脈と橈骨動脈を圧迫 → 尺骨動脈の圧迫を解除

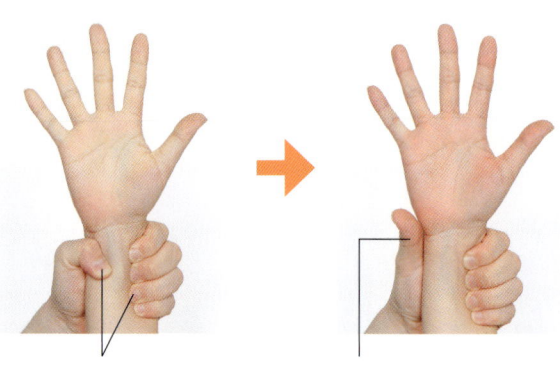

動脈内にカテーテルを留置することで，連続的に動脈圧波を表示したり，動脈血の採血が容易に行えます．循環動態をリアルタイムで知りたい患者や，採血を頻回に行う必要のある患者に動脈ラインを留置します．

図｜動脈ライン留置における主な必要物品

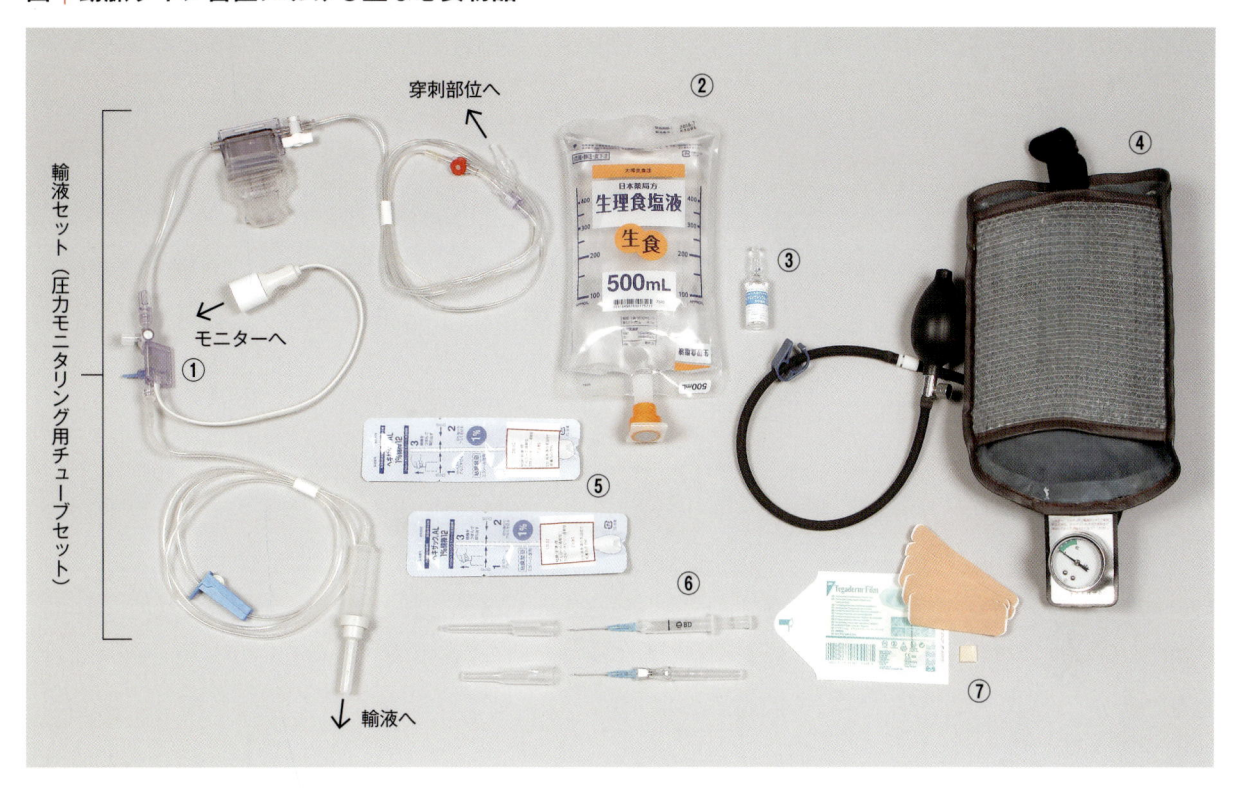

- 輸液セット（圧力モニタリング用チューブセット）
- 穿刺部位へ
- モニターへ
- ①
- ②
- ③
- ④
- ⑤
- ⑥
- ⑦
- 輸液へ

① 圧トランスデューサー
② 生理食塩液（またはリンゲル液）500mL
③ ヘパリン
④ 加圧バッグ
⑤ 消毒薬（写真はクロルヘキシジンエタノール含浸綿棒）
⑥ 留置カテーテル
⑦ 固定用フィルムとテープ

図｜動脈ラインの回路

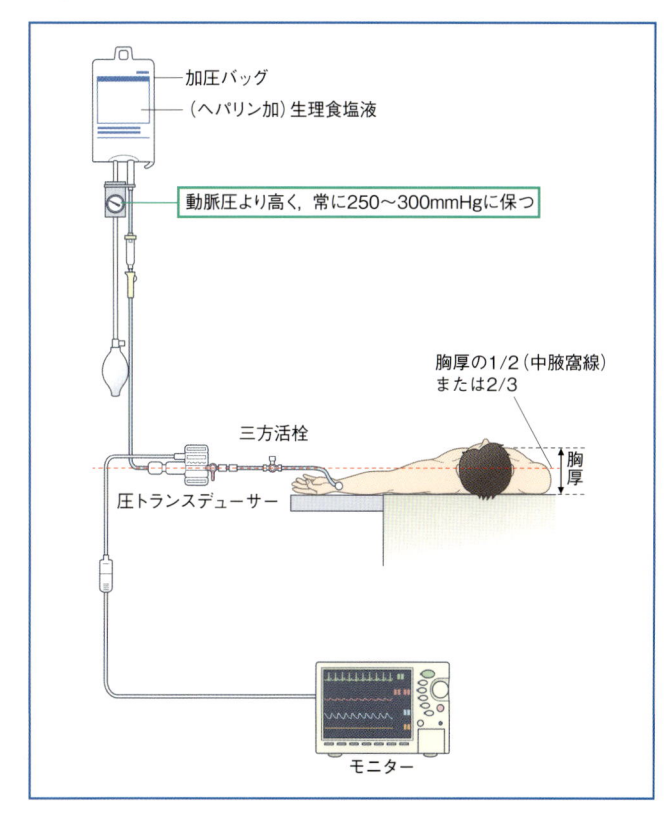

- 加圧バッグ
- （ヘパリン加）生理食塩液
- 動脈圧より高く，常に250〜300mmHgに保つ
- 三方活栓
- 圧トランスデューサー
- 胸厚の1/2（中腋窩線）または2/3
- 胸厚
- モニター

PART 3 動脈ラインとはなにか

動脈ライン挿入に必要な解剖の知識

動脈ラインは，穿刺しやすく圧迫止血が容易な体表に近い動脈に留置されます．橈骨動脈がよく用いられますが，大腿動脈や足背動脈，上腕動脈に留置されることもあります．

1 ― 解剖の理解

穿刺する動脈の解剖はもちろんのこと，周囲の血管，神経，筋肉の解剖を知っておくことで合併症の発生率を減少させたり，合併症が起こったときに対応しやすくなります．

2 ― 代表的な動脈ライン挿入部位と特徴

カテーテル留置部が心臓から離れるほど収縮期血圧は高くなりますが，平均血圧はあまり変化しません．穿刺に失敗すると血腫や動脈攣縮により難易度が高くなるため，できるだけ1回で成功させましょう．

●橈骨動脈

最もよく用いられる部位です．動脈が体表に近い位置にあるので，挿入や圧迫が比較的容易です．患者が手首を動かすと先端の位置がずれる可能性があります．

●上腕動脈

前肘窩の深くにあり穿刺が困難なため，血腫ができやすいです．また，静脈や正中神経損傷を起こしやすいです．これらのことから，ほかの動脈にアクセスできない場合に選択されます．

●大腿動脈

血圧が低くても拍動を触れやすい動脈です．感染が多いわけではありませんが，患者の体動を妨げるため，動脈シース（カテーテル入口部に留置する筒）挿入以外ではあまり用いられません．

●足背動脈

脈管の走行が変化に富んでいるので，触知が重要です．橈骨動脈よりも血圧が5〜20mmHg高く測定されます．

橈骨動脈，上腕動脈，大腿動脈

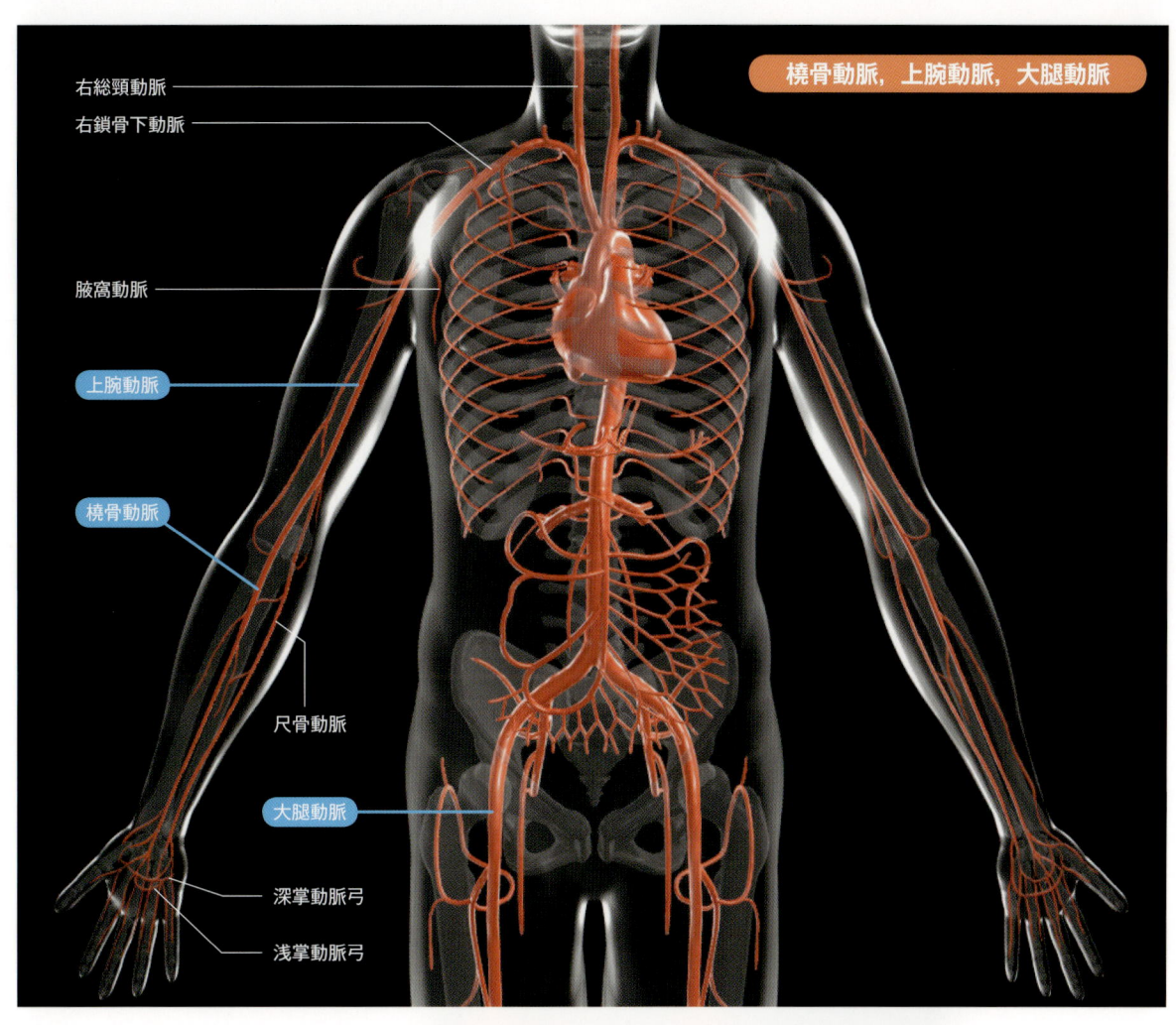

- 右総頸動脈
- 右鎖骨下動脈
- 腋窩動脈
- 上腕動脈
- 橈骨動脈
- 尺骨動脈
- 大腿動脈
- 深掌動脈弓
- 浅掌動脈弓

動脈ラインの挿入部位として，橈骨動脈，上腕動脈，大腿動脈，足背動脈があげられる

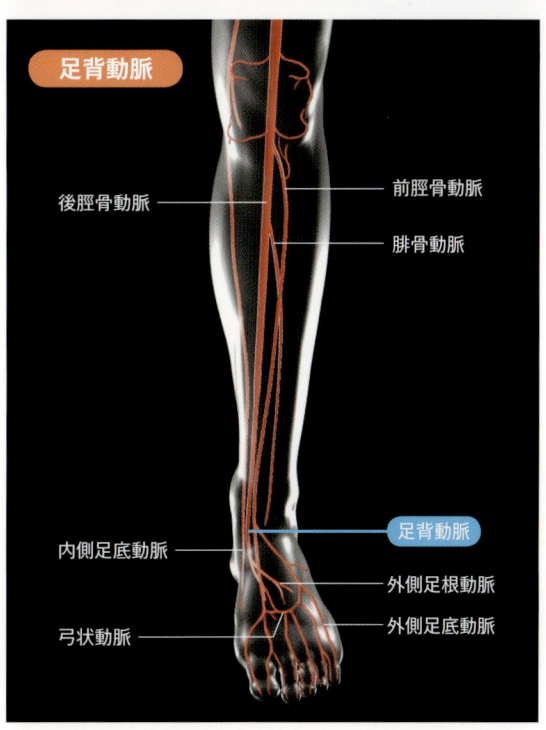

足背動脈

- 後脛骨動脈
- 前脛骨動脈
- 腓骨動脈
- 内側足底動脈
- 足背動脈
- 外側足根動脈
- 弓状動脈
- 外側足底動脈

PART
4

動脈ライン挿入の準備と実施手順

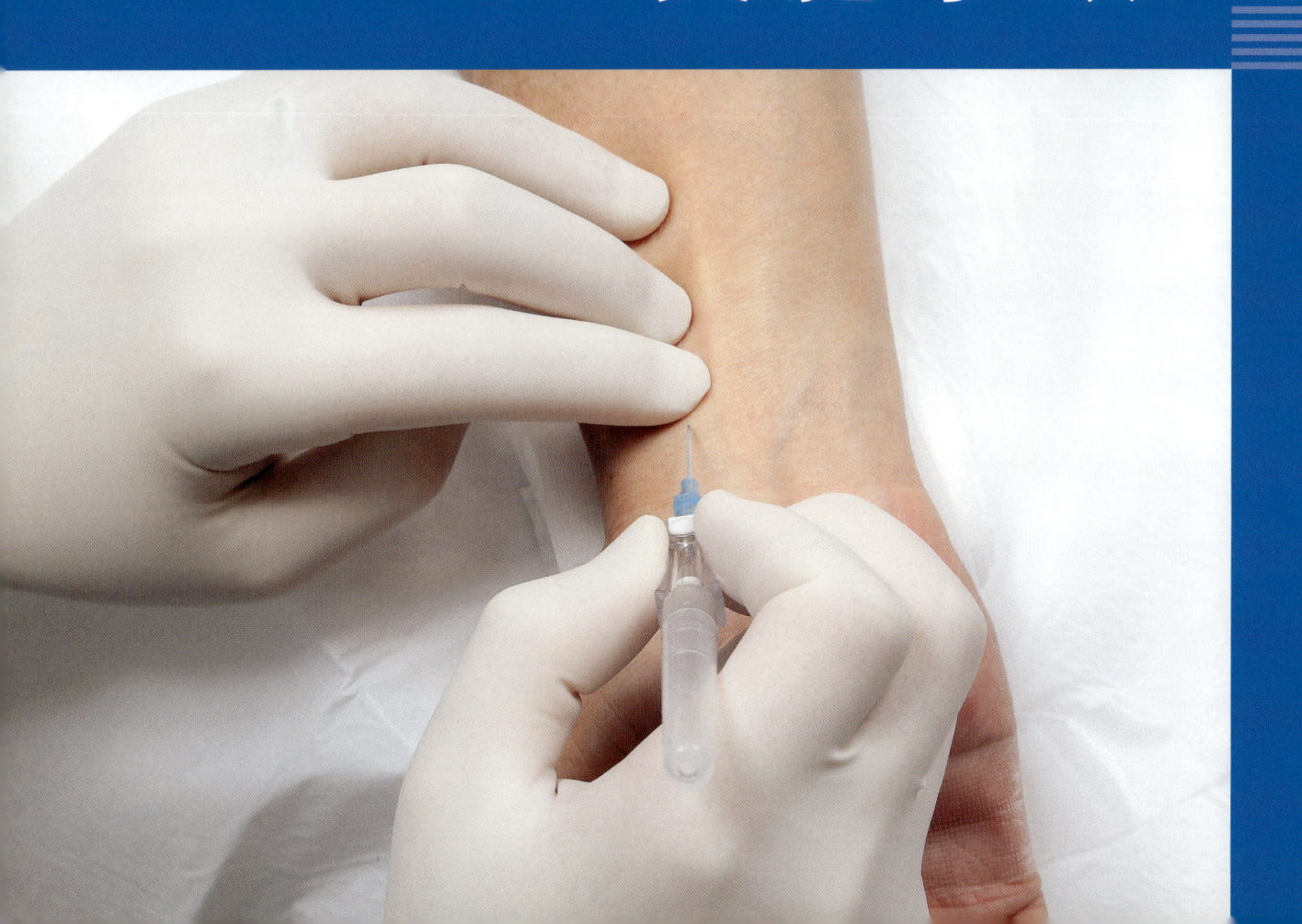

PART 4 動脈ライン挿入の準備と実施手順

動脈圧モニタリングのための回路のつくり方

動脈圧を持続的に計測するためには、動脈圧モニタリングのための回路が必要です。回路は、輸液（生理食塩液またはリンゲル液）、圧トランスデューサー、加圧バッグ、輸液セットからなります。動脈穿刺の前に回路を用意しておくことが大切です。

1 必要物品を用意する（p.37参照）
- 圧トランスデューサー
- 生理食塩液（またはリンゲル液）500mL
- ヘパリン0～5,000単位
- 加圧バッグ
- 輸液セット

2 ヘパリン加生理食塩液をつくる
回路に必要な輸液を作る．生理食塩液の中にヘパリンを入れる（ヘパリンを使用しない施設もある）

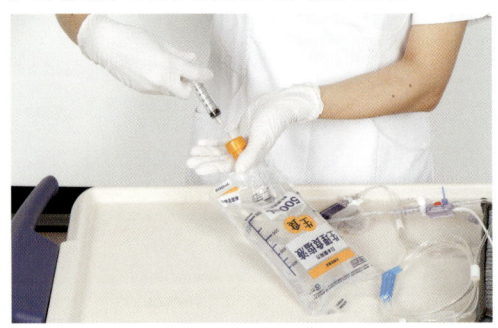

3 加圧バッグを回路につなぐ
2で作った輸液を加圧バッグに入れ，動脈圧モニタリングのための回路につなぐ

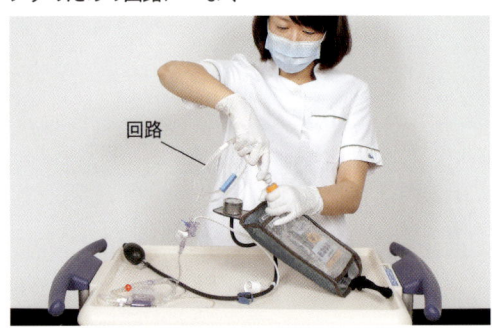

回路

4 バッグを加圧する
加圧バッグを約300mmHg（40kPa）まで加圧する

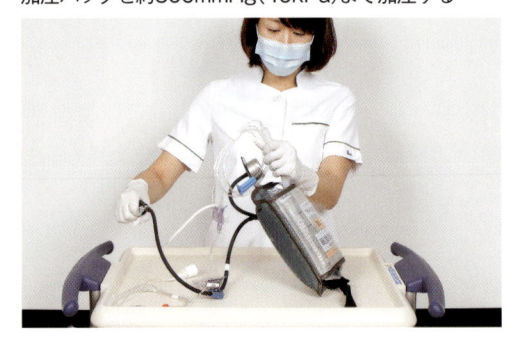

5 空気を抜く
回路内のフラッシュデバイスを使用して，回路内の空気を抜く．回路内の空気による圧波形のひずみや空気塞栓を予防するため，完全に空気を抜くようにする

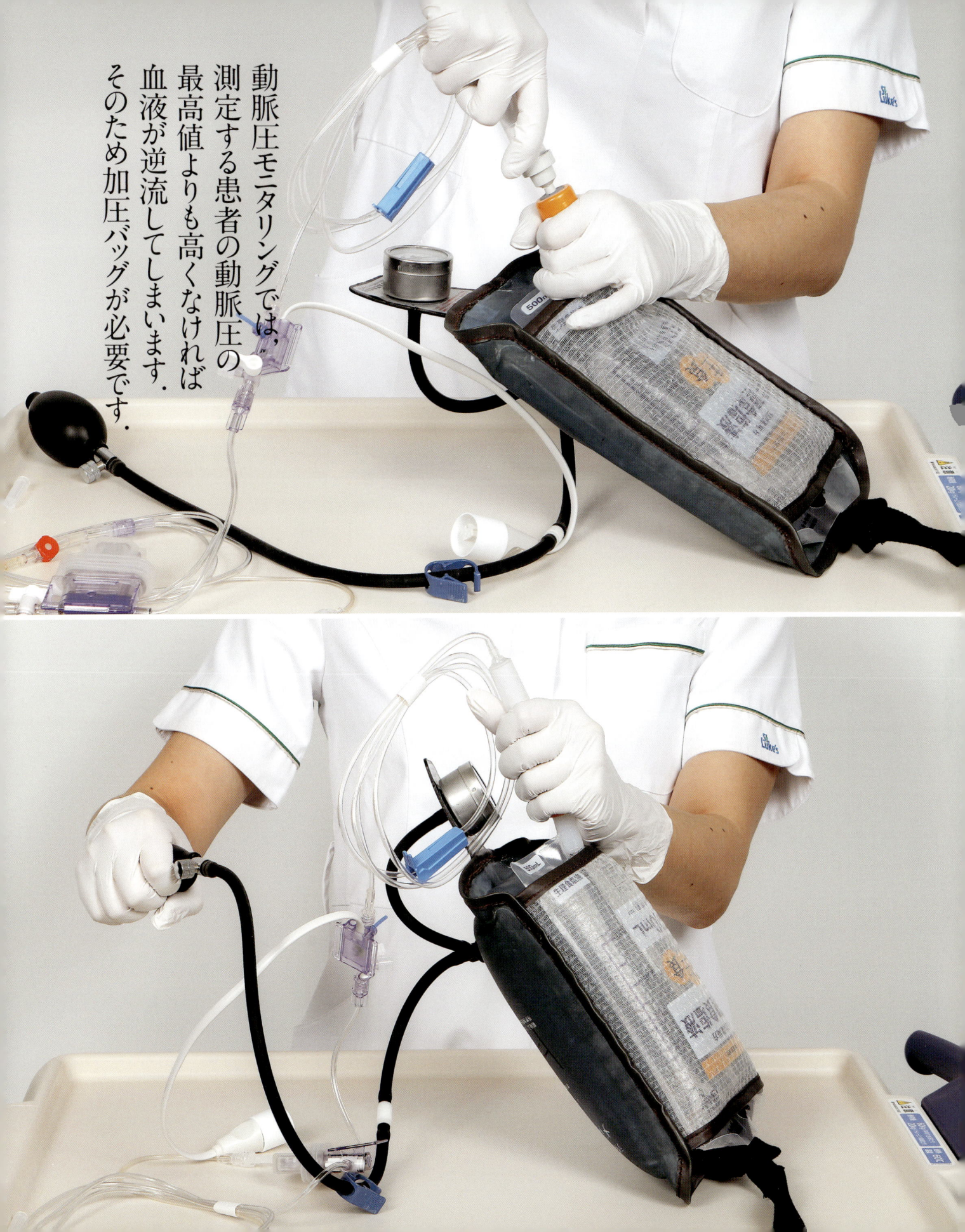

動脈圧モニタリングでは、測定する患者の動脈圧の最高値よりも高くなければ血液が逆流してしまいます。そのため加圧バッグが必要です。

PART 4 動脈ライン挿入の準備と実施手順

動脈ライン挿入前の体位確保と穿刺部位の消毒

動脈ライン穿刺を行うときも患者の体位が大切です．適切な体位をとることで，穿刺がしやすくなり，合併症も減ります．患者自身が体位をとることが困難な場合は，介助者に手伝ってもらいましょう．

1 体位の確保

● 橈骨動脈
手関節を30～40°背屈させる．丸めたガーゼなどを手関節の下に置くと安定する．橈骨動脈の拍動を触知する

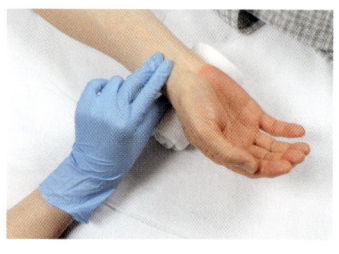

● 大腿動脈
患者に仰臥位になってもらい，足を自然な位置にする．
大腿動脈の拍動を触知する

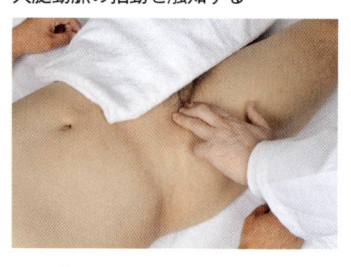

● 足背動脈
患者に仰臥位になってもらい，足底をベッドについてもらう．
足背動脈の拍動を触知する

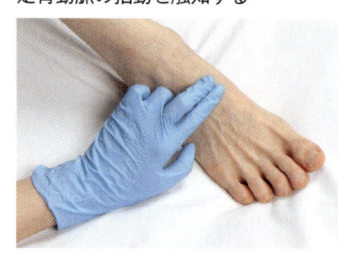

2 穿刺部位周辺の皮膚の消毒

クロルヘキシジンかポビドンヨードを使って，穿刺部位周辺の皮膚を消毒する

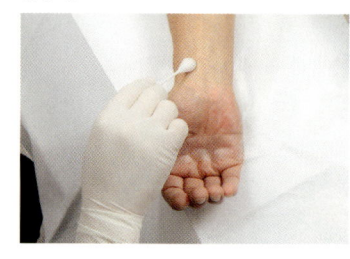

3 マスクと滅菌手袋の装着

挿入にあたっては，マスクと滅菌手袋を装着する

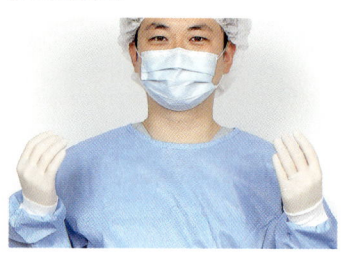

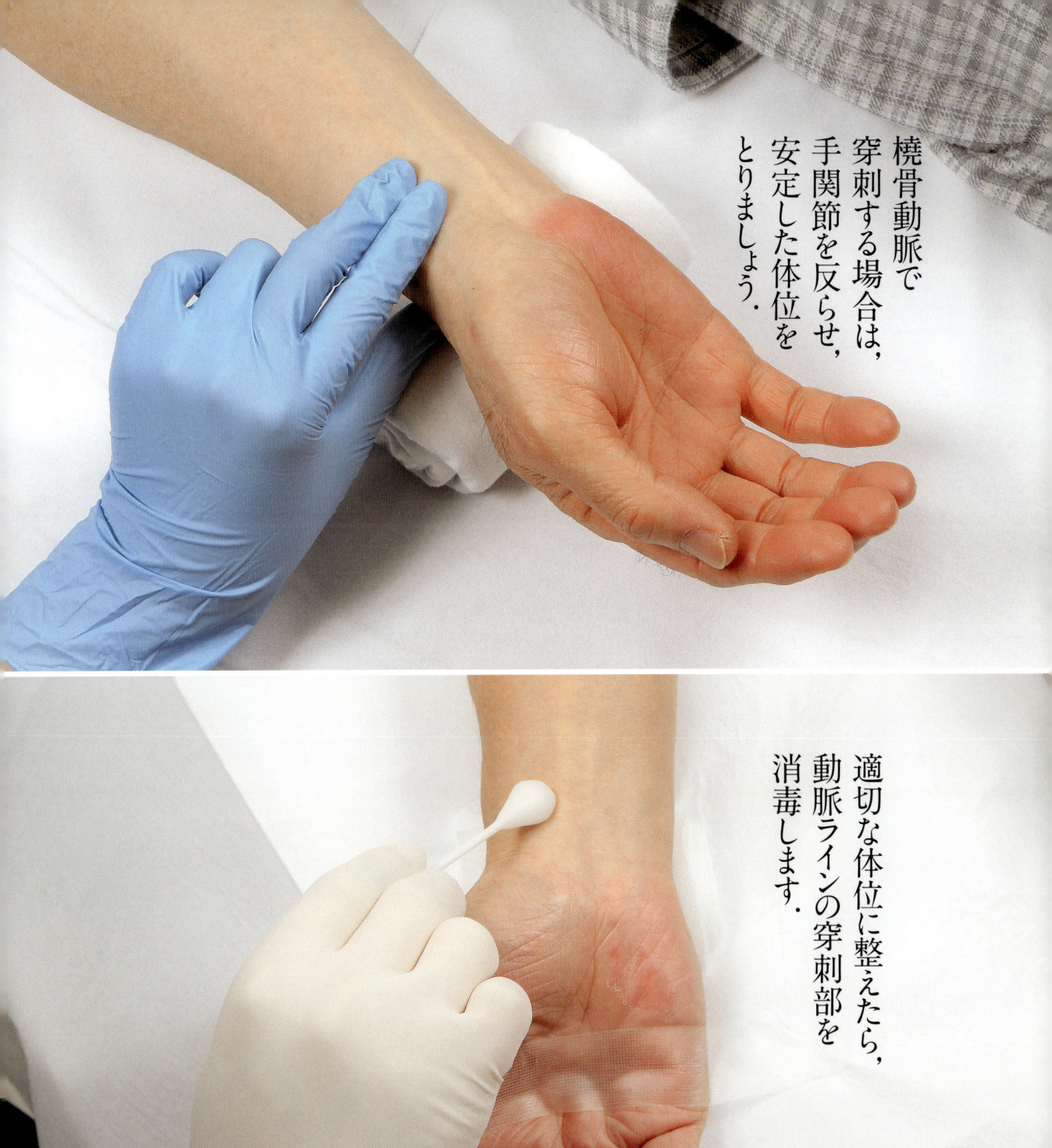

橈骨動脈で穿刺する場合は、手関節を反らせ、安定した体位をとりましょう。

適切な体位に整えたら、動脈ラインの穿刺部を消毒します。

PART 4 動脈ライン挿入の準備と実施手順

カテーテルの挿入

穿刺は利き手でないほうの示指と中指で動脈を触知しながら，静脈穿刺よりやや角度をつけて行います．針先端のベベルを上に向けて穿刺し，動脈血の逆流を確認したら針を寝かせてベベルのぶんだけひと送りし，再度逆流があることを確認してカテーテル（外筒）を進めます．

1 局所麻酔

回路が用意できたら，カテーテルの穿刺を行う．カテーテル刺入部の皮膚に局所麻酔を行う

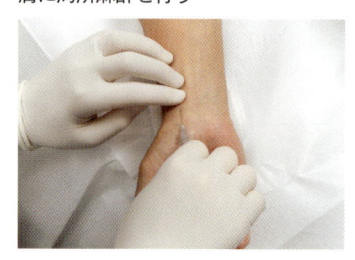

2 橈骨動脈への穿刺

カテーテルを刺入する（この場合は橈骨動脈）．挿入部位は，手関節の皺から2〜3cm近位で，皮膚に対して30〜45°の角度で穿刺する

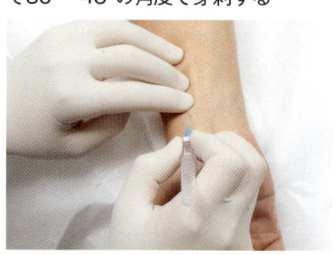

● **大腿動脈への穿刺**

鼠径靱帯の二横指（3〜4cm）遠位で穿刺する．針先が臍を向くように，皮膚に対して45°の角度で穿刺する

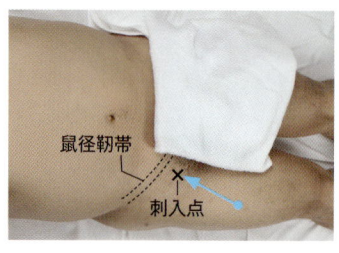

鼠径靱帯
刺入点

● **足背動脈への穿刺**

拍動を触れる部分（長母趾伸筋腱の外側が多い）で穿刺する．
皮膚に対して30〜45°の角度で穿刺する

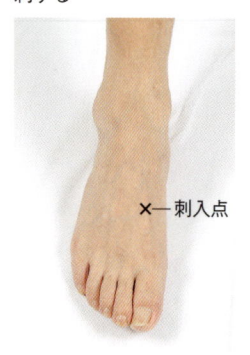

×―刺入点

3 さらにひと送りする

動脈血の逆流を認めたら，針を皮膚とほぼ平行にして数mm（内筒と外筒の長さの差分）進める

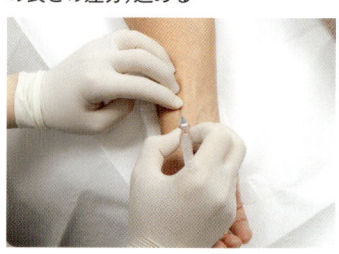

4 内筒を抜く

カテーテル（外筒）を進め，内筒を抜く．その際，カテーテルを進める前に再度逆流があることを確認する

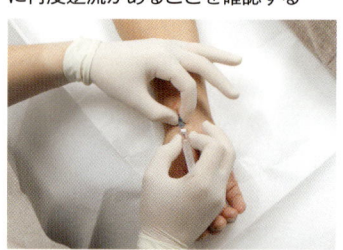

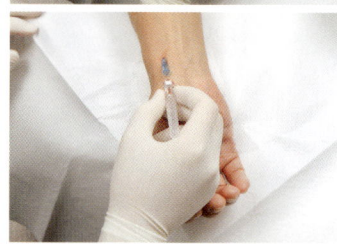

5 回路に接続する

回路の接続時には，外筒の先端部を皮膚の上から圧迫して出血しないようにする

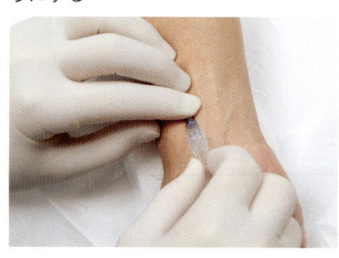

注）逆流がなかったら，動脈を貫通している可能性があるので，ゆっくりカテーテルを抜く．逆流を認めたら外筒を進める．もしくは，針の先端を皮下まで戻し，針の方向を変えて再度進める

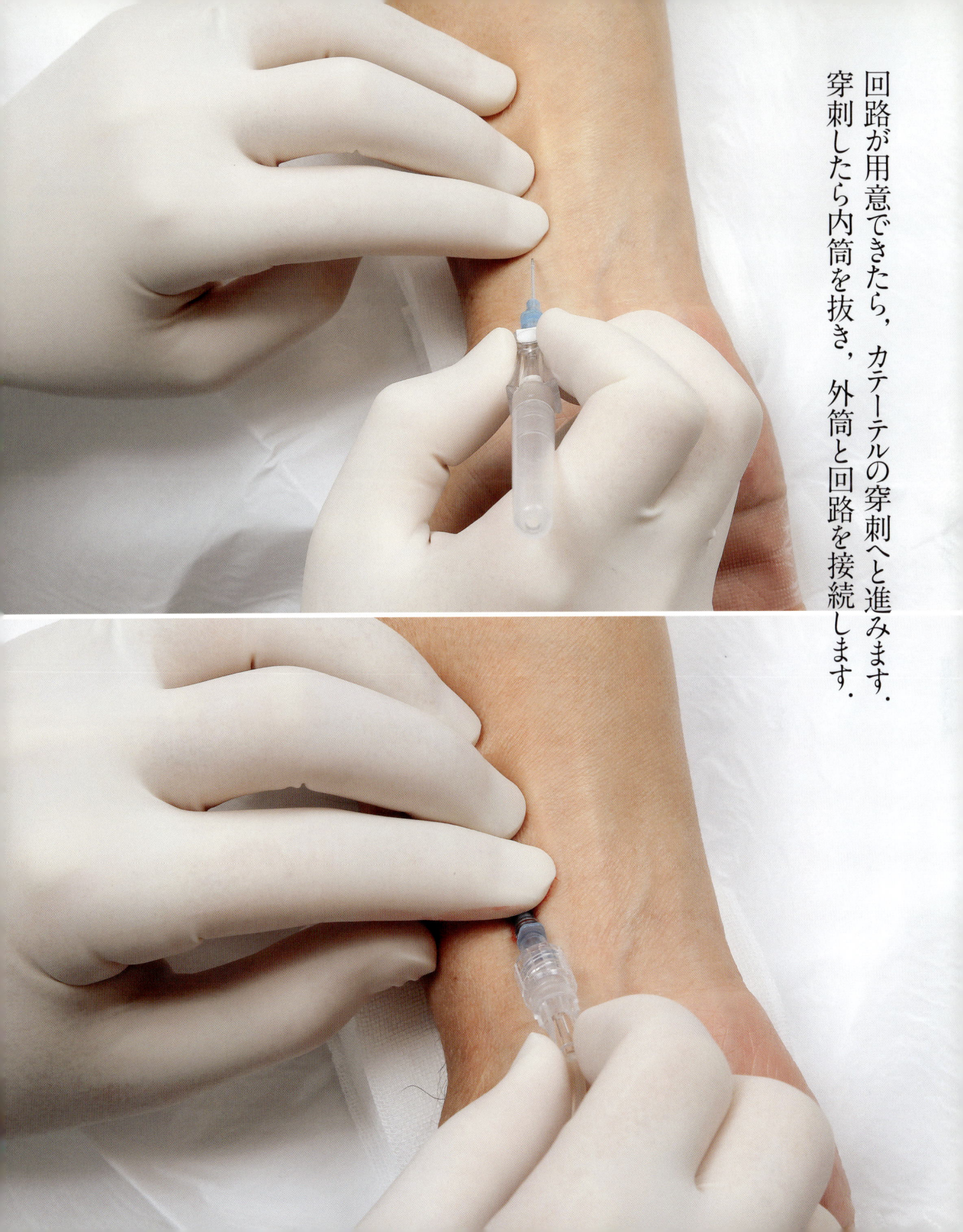

回路が用意できたら，カテーテルの穿刺へと進みます．穿刺したら内筒を抜き，外筒と回路を接続します．

PART 4 動脈ライン挿入の準備と実施手順

カテーテルの固定とゼロバランス調整

留置カテーテルと回路の接続が完了し，回路内に動脈の拍動が確認できたら，カテーテルを固定します．固定の後で，回路接続部のエア抜きを行い，圧トランスデューサーを右房の高さ（仰臥位では中腋窩線）にして，回路を大気に開放し，モニターのゼロ調整ボタンを押します．

1 カテーテルを固定する
カテーテルと回路の接続ができたら，カテーテルを固定する（施設ごとに固定法は異なる）

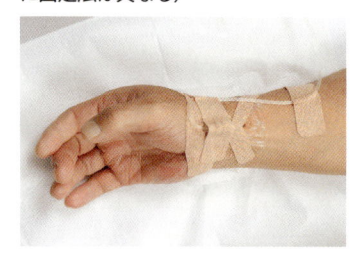

2 回路接続部のエア抜きを行う
カテーテルの固定後に，血液の逆流を確かめながらエア抜きを行う

3 圧トランスデューサーを右房の高さにする
ゼロバランス調整を行う．仰臥位の場合，圧トランスデューサーは中腋窩線の高さに合わせる

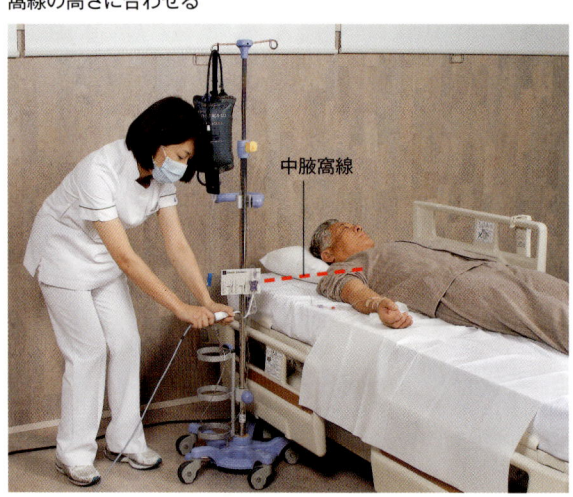

中腋窩線

4 回路を大気に開放する
三方活栓の患者側をロックし，側方の蓋を開ける

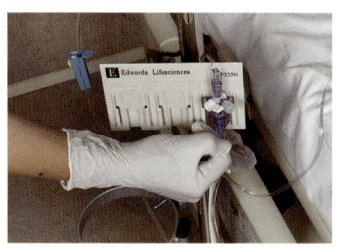

注）三方活栓の向きに注意！　患者側を開放すると血液が逆流する

5 モニターのゼロ調整ボタンを押す
反応しないときは長押しする（詳細は各種モニターの取扱説明書を参照）

6 回路を閉鎖する
回路を元通りにする

7 観血的動脈圧と，非観血的動脈圧を比較する
観血的動脈圧と非観血的動脈圧の差を知っておく

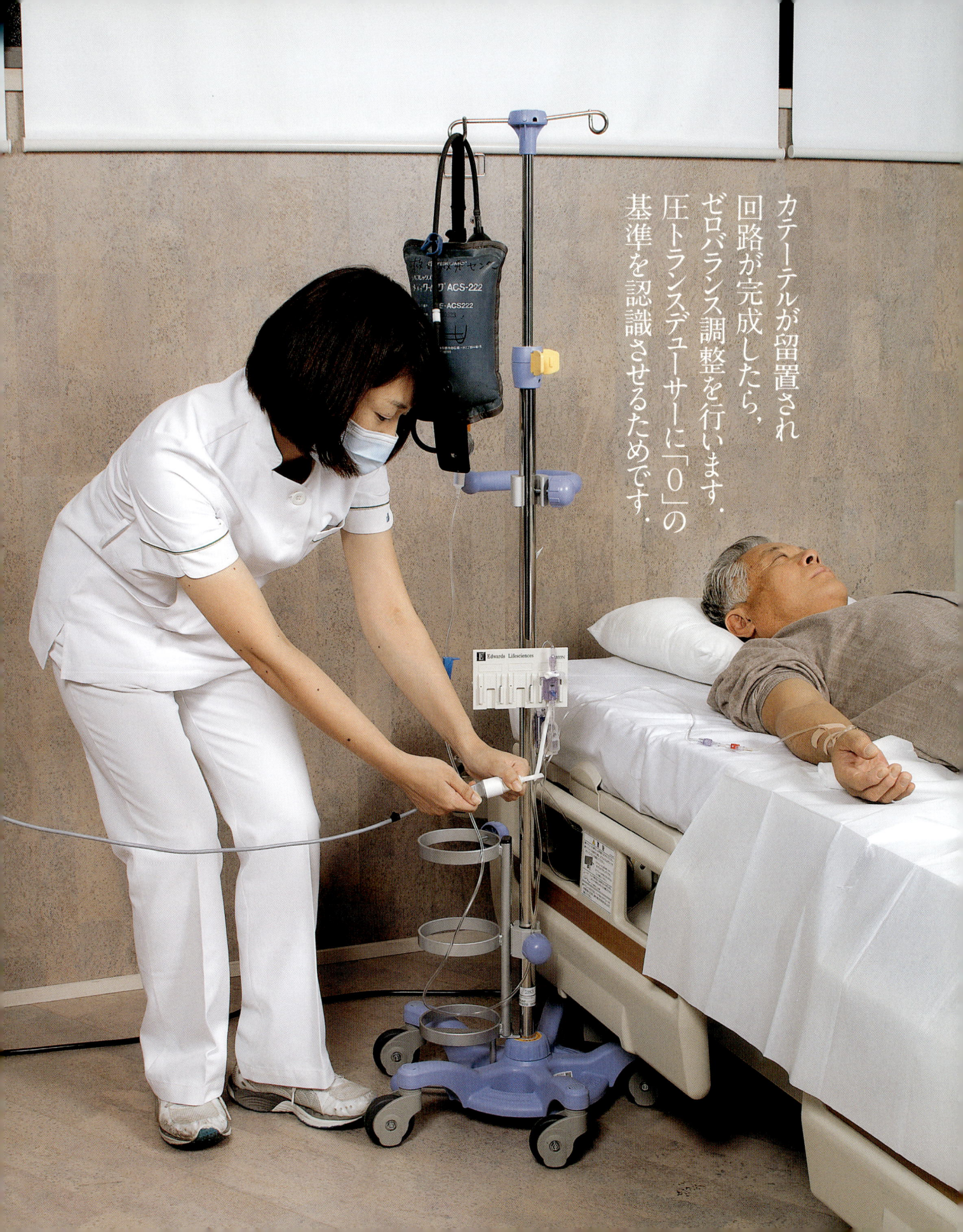

カテーテルが留置され回路が完成したら、ゼロバランス調整を行います。圧トランスデューサーに「0」の基準を認識させるためです。

PART 5

動脈ラインからの採血実施手順

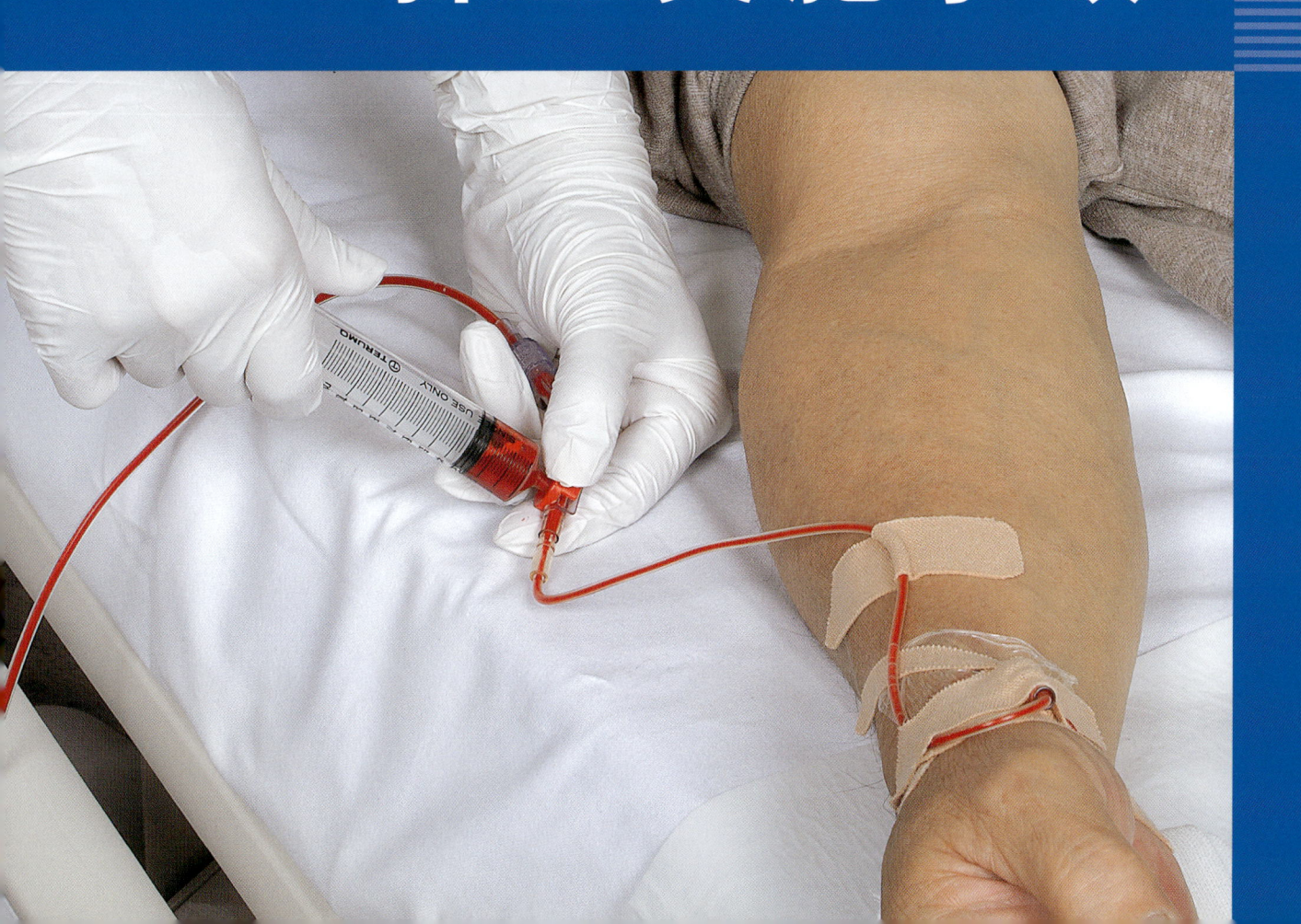

> **PART 5**
> 動脈ラインからの採血実施手順

動脈ラインからの採血

動脈ラインから採血することで、患者が針を刺される負担を減らすことができます。回路内を動脈血で満たしてから採血します。シリンジをゆっくり引くとエアの混入が少なくなります。採血後は、回路内をフラッシュします。三方活栓がついた非閉鎖式回路を使っている場合は、三方活栓内に血液が残らないようにします。

1 回路内を動脈血で満たす

動脈ラインからの採血は、回路内を動脈血で満たしてから行う。回路容積の約3倍量をゆっくり引く

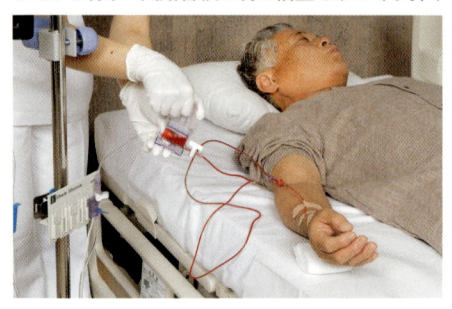

2 シリンジをつけて採血する

シリンジを装着し、ゆっくり引きながら採血する。血液ガスは0.5mL程度で測定できる

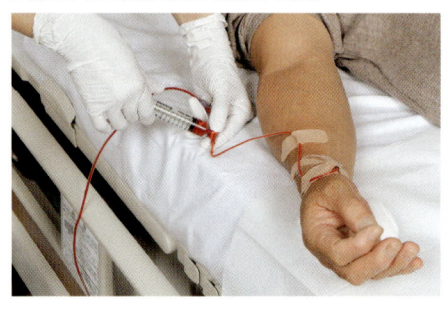

3 回路内液を返却する

採血が終わったら、回路内液をゆっくりと戻す

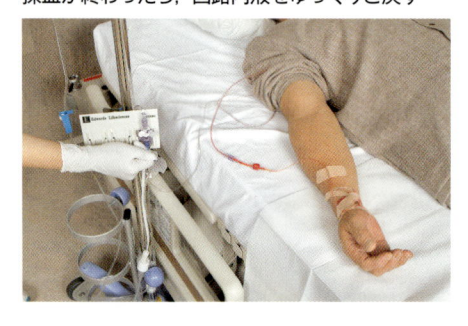

4 回路内をフラッシュする

採血後は回路内のフラッシュを行う。回路内に血液の残存がないようにする

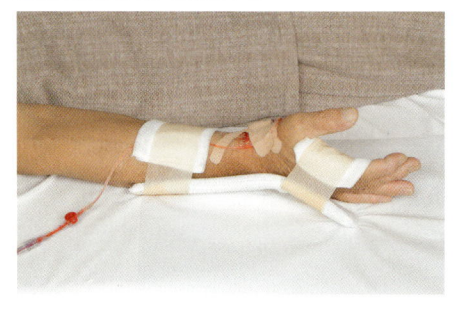

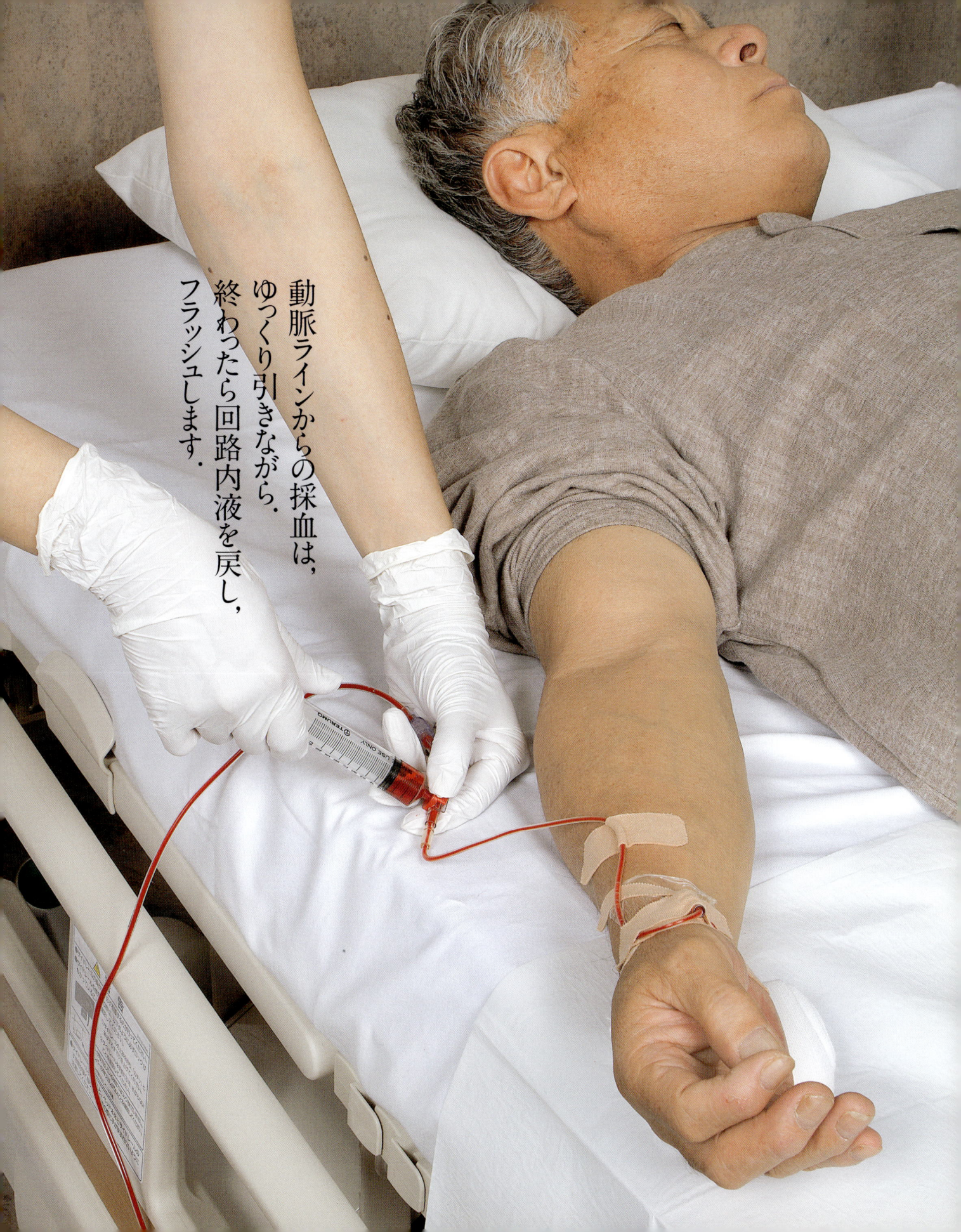

動脈ラインからの採血は，ゆっくり引きながら，終わったら回路内液を戻し，フラッシュします．

索引

欧文

Aライン　36
CV（central vein）　10
IVH（intravenous hyperalimentation）　10

あ

圧トランスデューサー　37, 42, 48
圧迫止血　38
アレンテスト　36
エア抜き　48
エコーガイド　33

か

加圧バッグ　37, 42
外筒　18, 26, 46
ガイドワイヤー　18
　――の挿入　26
　――の抜去　30
回路の接続　46
回路内のフラッシュ　52
下大静脈　10, 11
合併症　32
カテーテル　18
　――の位置変更　32
　――の固定　30, 48
　――の挿入　18, 28
　――の種類　12
　――の抜去　32

カニューレ法　12, 18
カラードプラ　33
観血的動脈圧　48
気胸　32
逆流　26, 46, 48
逆血　30
仰臥位　44
胸管損傷　14, 32
胸腔ドレナージ　32
胸部X線撮影　32
局所麻酔　18, 24, 30, 46
緊急時ブラッドアクセス留置用カテーテル　12, 13
空気塞栓　32, 42
クロルヘキシジン　44
血胸　32
血腫　32
血栓　14
後方アプローチ　24
固定具　18

さ

採血　52
鎖骨下静脈　14, 15
　――穿刺　20, 24
三方活栓　48, 52
試験穿刺　24
刺入部の縫合　30
尺骨動脈　36, 39
手関節　44, 46
術野消毒　22
上大静脈　10, 11
静脈炎　14
静脈ルート　10
上腕静脈　14, 15
上腕動脈　38

シリンジ　18, 52
シングルルーメンカテーテル　12, 13
身体診察　32
心電図モニター　20
スワンガンツカテーテル　12
生理食塩液　22, 30
セルジンガー法　12, 18
ゼロバランス調整　48
穿刺針　18
前方アプローチ　24
足背動脈　38, 46
側副血行路　36
鼠径靱帯　46

―― の回路　37
―― の挿入部位　38
―― 留置の適応と禁忌　36
トリプルルーメンカテーテル　12, 13
ドレッシング材　30
トレンデレンブルグ体位　20, 32

な

内頸静脈　14, 15
内頸静脈穿刺　20, 24
内筒　26, 46
乳び胸　32

た

体位確保　20, 44
大腿静脈　14, 15
　―― 穿刺　20, 24
大腿動脈　38, 46
ダイレーター　18
　―― の挿入　28
ダイレクトパンクチャー法　12
ダブルルーメンカテーテル　12, 13
中央アプローチ　24
中心静脈　10, 11
　―― 栄養　10
中心静脈カテーテル　10
　―― キット　19
　―― の固定　30
　―― の挿入部位　14
長母趾伸筋腱　46
橈骨動脈　36, 38, 46
動脈圧のモニタリング　42
動脈損傷　20
動脈ライン　36

は

肺動脈カテーテル　12, 13
拍動の触知　44
非観血的動脈圧　48
左鎖骨下静脈　14
左内頸静脈　14
皮膚切開　28
ヘパリン　22
　―― 起因性血小板減少症　22
ヘパリン加生理食塩液　42
ポビドンヨード　22, 44
本穿刺　18, 26

ま

マキシマル・バリアプレコーション　19, 22
末梢静脈ライン　10
末梢静脈挿入式中心静脈カテーテル　12, 13
モニタリング　20

ビジュアルプラクティス
ライン管理
中心静脈・動脈穿刺

2014年7月5日　初版　第1刷発行

監　修	石松　伸一（イシマツ　シンイチ）
発行人	影山　博之
編集人	向井　直人
発行所	株式会社 学研メディカル秀潤社 〒141-8414　東京都品川区西五反田2-11-8
発売元	学研マーケティング 〒141-8415　東京都品川区西五反田2-11-8
印刷製本	凸版印刷株式会社

この本に関する各種お問い合わせ先
【電話の場合】
● 編集内容については Tel 03-6431-1237（編集部）
● 在庫，不良品（落丁，乱丁）については Tel 03-6431-1234（営業部）
【文書の場合】
● 〒141-8418　東京都品川区西五反田2-11-8
　学研お客様センター
　『ビジュアルプラクティス ライン管理』係

©S.Ishimatsu 2014.　Printed in Japan
● ショメイ：ビジュアルプラクティス
　　チュウシンジョウミャク・ドウミャクセンシ

本書の無断転載，複製，複写（コピー），翻訳を禁じます．
本書を代行業者等の第三者に依頼してスキャンやデジタル化することは，たとえ個人や家庭内の利用であっても，著作権法上，認められておりません．
本書に掲載する著作物の複製権・翻訳権・上映権・譲渡権・公衆送信権（送信可能化権を含む）は株式会社学研メディカル秀潤社が保有します．

JCOPY 〈(社)出版者著作権管理機構委託出版物〉
本書の無断複写は著作権法上での例外を除き禁じられています．複写される場合は，そのつど事前に，(社)出版者著作権管理機構（電話 03-3513-6969，FAX 03-3513-6979，e-mail：info@jcopy.or.jp）の許可を得てください．

　本書に記載されている内容は，出版時の最新情報に基づくとともに，臨床例をもとに正確かつ普遍化すべく，著者，編者，監修者，編集委員ならびに出版社それぞれが最善の努力をしております．しかし，本書の記載内容によりトラブルや損害，不測の事故等が生じた場合，著者，編者，監修者，編集委員ならびに出版社は，その責を負いかねます．
　また，本書に記載されている医薬品や機器等の使用にあたっては，常に最新の各々の添付文書や取り扱い説明書を参照のうえ，適応や使用方法等をご確認ください．
　　　　　　　　　　　　　　　　　　　　株式会社 学研メディカル秀潤社

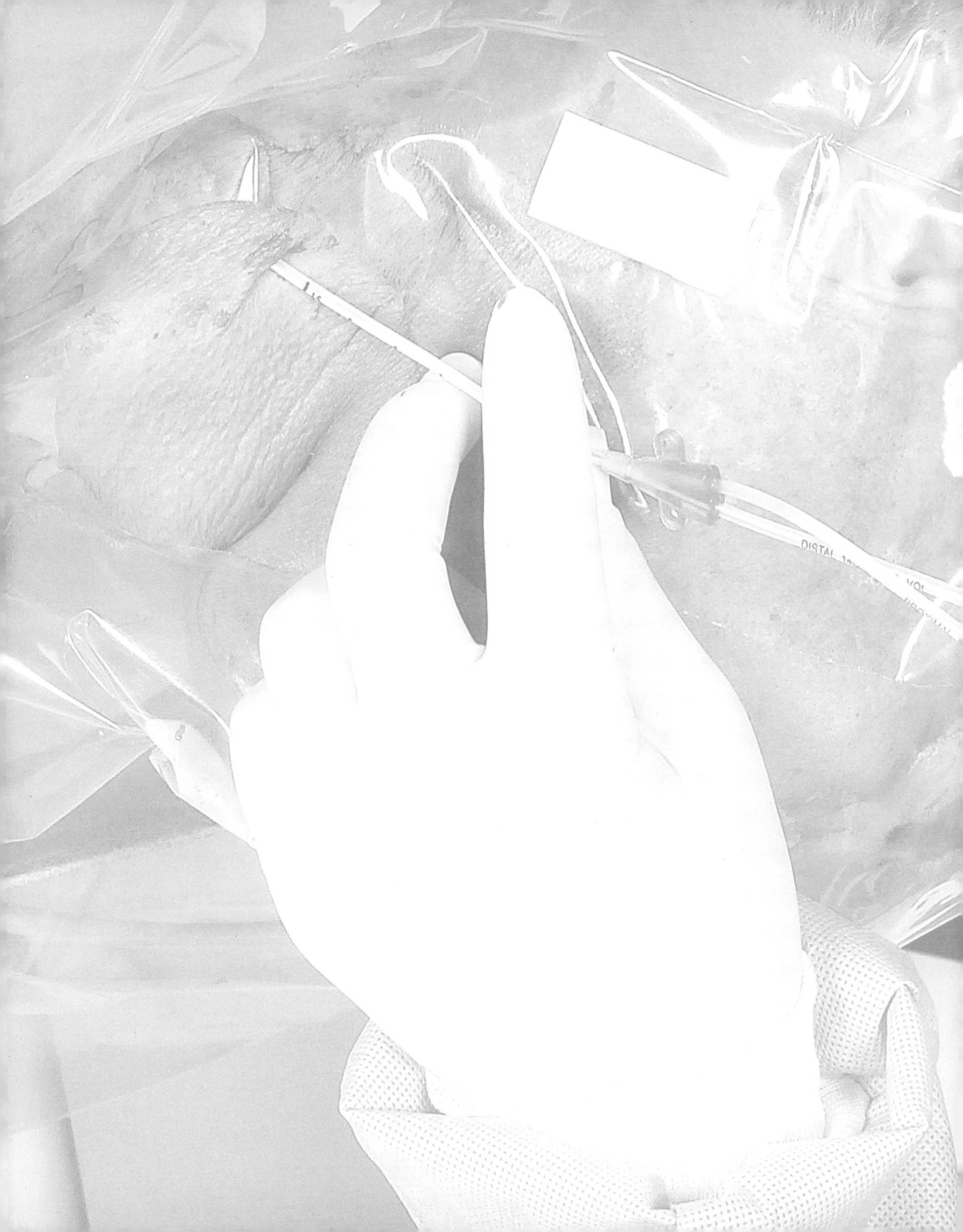
DISTAL